W0288524

ALLO DOCTEURS

Claire Ricard

En finir avec le SUCRE

LAROUSSE

PRÉFACE

Depuis 20 ans que nous décryptons la santé à la télévision, nous avons appris à écouter et à comprendre vos demandes, vos inquiétudes, vos colères, vos doutes, vos besoins, vos envies dans le domaine de la santé.

Nous avons aussi appris à répondre à ces questionnements et la façon de le faire. Pour expliquer sans inquiéter. Pour informer sans blesser. Pour conseiller sans culpabiliser.

Nous avons appris enfin que celles et ceux qui s'intéressent à leur santé avaient changé.

Si, longtemps et un peu caricaturalement, les mères de famille étaient chargées de la santé du foyer, aujourd'hui, les hommes, les jeunes et les personnes âgées investissent ce domaine. Parce qu'ils ont découvert que la prévention existait, tout comme les dépistages, et qu'il était donc possible d'agir sur sa santé. Rester en bonne santé le plus longtemps possible dépend certes de la génétique, mais aussi de chacun d'entre nous. Voilà qui est rassurant.

Hygiène de vie, alimentation, activité physique et bien-être psychique sont aujourd'hui des éléments essentiels de la vie des Français, qu'ils soient en bonne santé ou malades.

Et les patients ? Eux aussi ont changé. Devenus acteurs à part entière de leur maladie, ils s'informent, échangent et choisissent au lieu de subir. De guérir, certes, quand cela est possible, mais aussi de bien vivre le temps des traitements ou le temps qui reste. Les médecines dites non conventionnelles ont ainsi émergé, permettant de soulager, d'apporter un bien-être, une écoute, très demandés à notre époque.

Toutes ces évolutions, nous les avons suivies et avons adapté notre écoute et nos réponses.

Cette collection Allo Docteurs est la suite logique de tout cet apprentissage. Mettre sur papier et donner accès à toutes ces connaissances nous a paru utile pour rendre le plus de services possible dans tous les domaines pour lesquels nous sommes sollicités.

Bien manger est un élément incontournable d'une bonne santé. Et parmi les aliments essentiels mais souvent mal ou trop consommés, il y a le sucre. L'industrie agroalimentaire en a fait l'un de ses ingrédients favoris et ajoute du sucre partout, même dans les aliments salés comme la charcuterie et les plats préparés. Résultat, nous consommons beaucoup trop de sucres, en moyenne 35 kilos par an et par habitant, c'est 4 fois plus que les recommandations de l'Organisation mondiale de la santé. Un excès qui favorise le diabète de type 2, les maladies cardiovasculaires et l'obésité.

Comprendre les différents sucres, savoir les utiliser... et réduire leur consommation sans perdre le plaisir, repérer les sucres cachés, autant de connaissances indispensables à notre santé.

Dr Marina Carrère d'Encausse

SOMMAIRE

Comprendre

Agir

Testez vos connaissances **SUR LE SUCRE**

Le sucre, nous en consommons tous les jours, mais connaissons-nous vraiment ses propriétés et ses effets ? Voici un quiz pour battre en brèche toutes les idées reçues véhiculées par cet ingrédient et découvrir les différentes thématiques que nous aborderons dans ce livre.

Le sucre roux est meilleur pour la santé que le sucre blanc

FAUX

En France, le sucre blanc est un sucre raffiné principalement issu de la betterave. Cela signifie qu'il a fait l'objet d'un processus de purification et de décoloration qui a détruit ses principaux minéraux. Le sucre roux, ou cassonade, provient quant à lui de la canne à sucre. Légèrement moins raffiné, il contient quelques minéraux mais dans des quantités négligeables. Les deux sucres, tous deux composés de saccharose, sont donc comparables d'un point de vue nutritionnel.

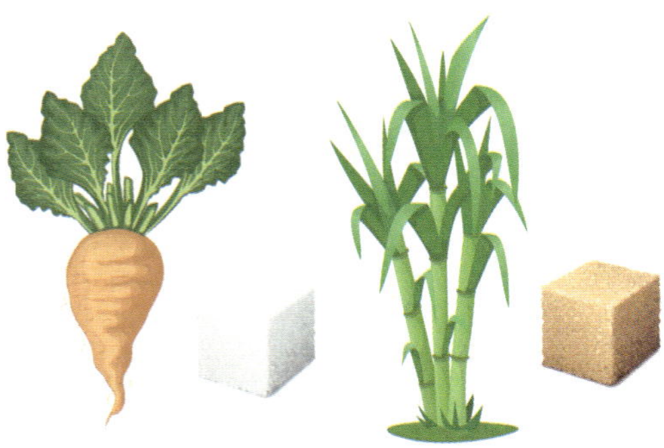

Un soda contient plus de sucre qu'un jus de fruits

FAUX

C'est l'une des grandes erreurs commises par les consommateurs, qui pensent se faire du bien en buvant du jus de fruits. Mais cette boisson étant en réalité aussi sucrée qu'un soda, il ne faut pas en abuser.

Mieux vaut manger une orange que boire son jus

VRAI

On pourrait penser qu'un jus possède les mêmes vertus que le fruit dont il est issu, mais c'est contre-intuitif. Si une orange contient naturellement du sucre, elle se compose également de fibres qui permettent à l'organisme de l'assimiler plus lentement. Préférez donc toujours le fruit à son jus.

Si je veux manger sans sucre, je mange des produits light

FAUX

Grossière erreur : les produits *light*, souvent allégés en graisse, contiennent du sucre en quantité parfois plus importante que leurs équivalents conventionnels. Les industriels y ajoutent en effet du sucre pour améliorer leur goût et leur consistance.

Les produits salés vendus en supermarché contiennent du sucre

VRAI

Méfiez-vous de ces produits, souvent très riches en sucre. Ce dernier est utilisé pour rectifier les saveurs des aliments ou comme conservateur. Un exemple des plus parlants : la soupe liquide industrielle, qui contient généralement plusieurs grammes de sucre.

Les enfants en pleine croissance n'ont pas besoin de se priver de sucre

FAUX

La croissance n'est pas un blanc-seing pour manger du sucre à volonté. Les enfants doivent en consommer avec modération, dans les mêmes proportions que les adultes, et en moindre quantité en raison de leur plus petite corpulence.

Les sucres ne peuvent être réduits à deux catégories

VRAI

On a longtemps classé les glucides en deux catégories : d'un côté, les sucres rapides comme le sucre blanc ou celui des fruits, qui seraient rapidement assimilés par l'organisme ; de l'autre, les sucres lents comme le pain et les féculents, qui s'y diffuseraient beaucoup plus lentement. Cette distinction montre aujourd'hui ses limites car il a été démontré que certains féculents étaient métabolisés presque aussi rapidement que le sucre blanc.

La graisse de notre corps ne provient pas du sucre que nous mangeons

FAUX

Consommé en excès, le sucre est transformé en réserves de graisse par notre organisme sous la forme de triglycérides qui se logent dans notre tissu adipeux. Le gras de nos cuisses a donc également à voir avec notre consommation de sucre !

L'alcool est aussi calorique que le sucre

FAUX

Dans 1 gramme de glucides se trouvent 4 calories, contre 7 dans 1 gramme d'alcool. Les boissons alcoolisées sont donc plus caloriques que les boissons sucrées. D'autant que l'alcool comporte également des sucres ajoutés lorsqu'il est mélangé avec du jus de fruits dans des cocktails, par exemple.

Gare
À L'OVERDOSE !

Pour commencer, une devinette. Je suis le goût préféré des enfants, celui que l'on découvre dans le ventre de sa mère et vers qui, par la suite, nous nous dirigeons sans effort. J'appartiens à la grande famille des glucides et je suis naturellement présent dans les fruits, mais également dans certains légumes. Vous m'identifiez facilement lorsque je prends la forme du petit carré que vous plongez dans votre café, ou que vous dégustez du miel, des confiseries, des desserts ou des sodas, mais, souvent, vous ne soupçonnez même pas ma présence...

...pourtant, j'ai conquis tous les pans de votre alimentation et me trouve dans quasiment tous les produits industriels (soupes, yaourts, charcuteries, plats cuisinés...) que vous achetez. En un siècle, ma consommation n'a cessé d'augmenter, au point de devenir aujourd'hui une véritable question de santé publique. Qui suis-je ?

LE GRAND DÉSÉQUILIBRE

Vous l'aurez compris, c'est évidemment du sucre qu'il s'agit. Cette devinette nous semblait essentielle pour exposer les enjeux de cet ouvrage, qui n'a pas pour objet de diaboliser un aliment mais de dénoncer le déséquilibre pernicieux qui s'est installé dans nos assiettes. Le sucre, en effet, n'a rien de problématique en soi : il est source d'énergie et permet à nos cellules et nos muscles de fonctionner.

Cependant, alors que nous n'en avons ingéré que très peu pendant des siècles et que le régime de nos ancêtres en était quasiment dépourvu – à peine quelques légumes, quelques fruits et un peu de miel pour les plus nantis –, notre consommation de sucre a explosé dans les sociétés occidentales depuis un siècle.

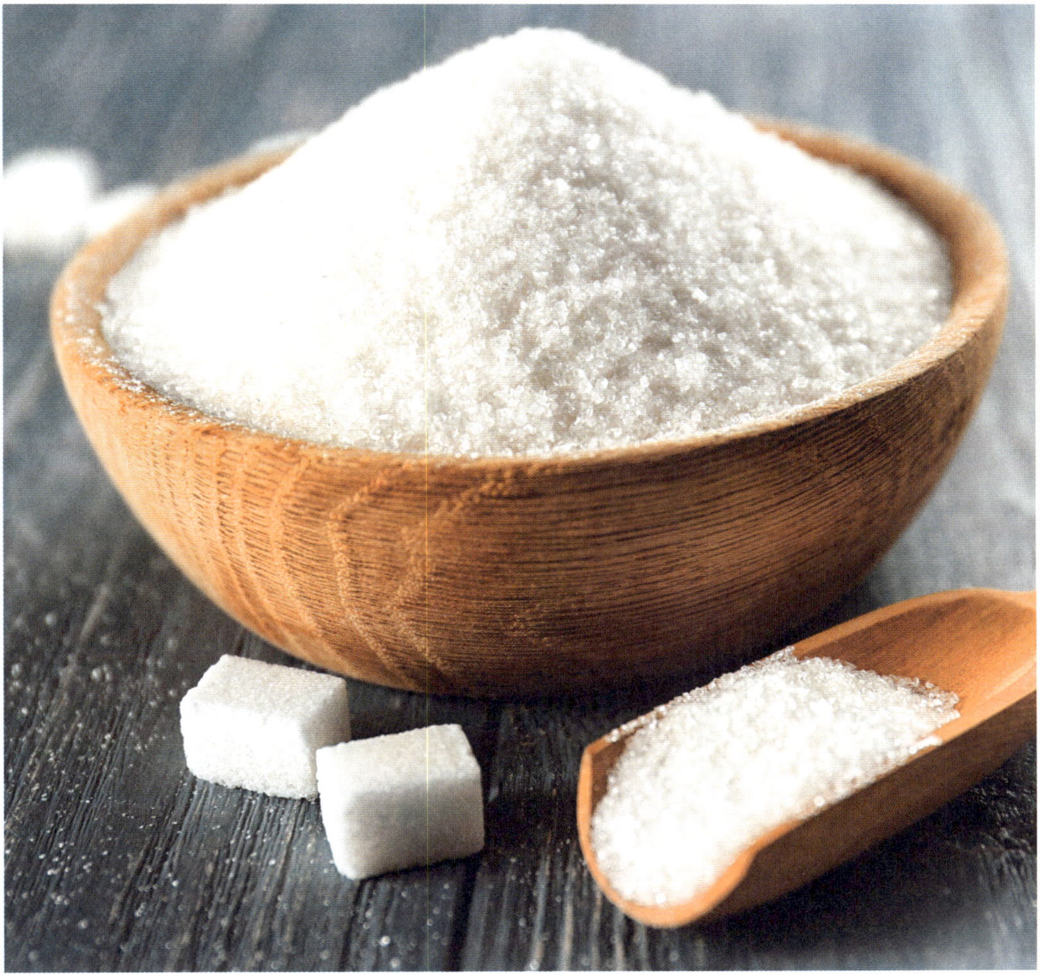

Deux raisons peuvent expliquer ce phénomène : d'une part, dans les années 1960, les autorités publiques ont attribué aux graisses alimentaires la responsabilité des maladies cardiovasculaires alors en pleine augmentation ; de l'autre, l'industrie agroalimentaire a trouvé dans le sucre un allié de taille : un produit à bas coût permettant de mieux conserver les aliments, de camoufler leur médiocrité gustative et de les rendre plus addictifs. Résultat : en 1850, les Français consommaient 1 kilo de sucre par an ; aujourd'hui, c'est 35 fois plus ! Notre corps n'avait jamais été habitué à de tels excès.

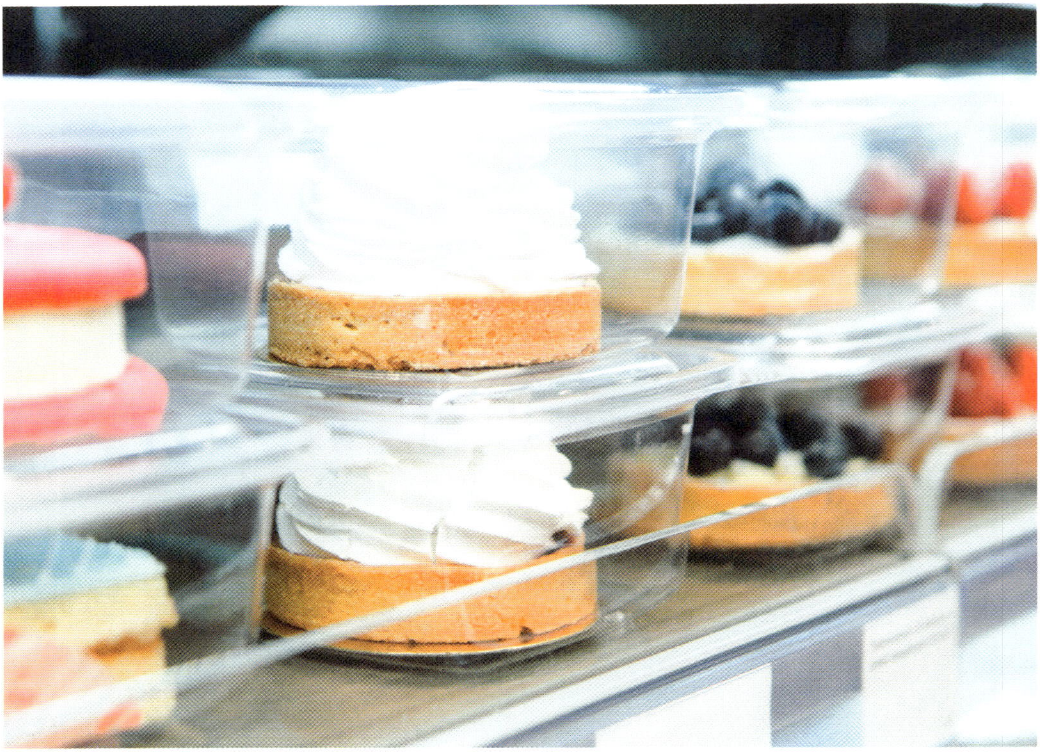

AUSSI DANGEREUX QUE LE TABAC ?

Quelles ont été les conséquences de ce changement nutritionnel radical sur notre santé ? Face à cette question, la science se heurte à un problème : en matière d'alimentation, les conclusions sont plus difficiles à établir que dans d'autres domaines. S'il est, en effet, possible de comparer une population qui se drogue à une autre qui ne se drogue pas, on ne peut pas comparer une population qui mange à une autre qui ne mange pas. Les lobbys du secteur l'ont bien compris et vous répondront qu'il est impossible d'incriminer formellement le sucre dans l'augmentation de maladies métaboliques comme l'obésité et le diabète. Dans une étude scientifique*, il a été établi que, dans les années 1960, le lobby du sucre américain avait financé des chercheurs pour qu'ils minimisent les effets du sucre dans le développement de maladies cardiovasculaires.

* Stanton A. Glantz *et al.*, "*Sugar Industry and Coronary Heart Disease Research: A Historical Analysis of Internal Industry Documents*", *JAMA Internal Medicine*, septembre 2016.

Des méthodes qui rappellent celles d'une autre industrie, celle du tabac, qui avait, de la même manière, tenté d'étouffer les ravages de la cigarette. Aujourd'hui, certains médecins comme le célèbre endocrinologue américain Robert Lustig, engagé dans une croisade contre le sucre, n'hésitent pas à comparer ces deux industries en affirmant même que le sucre tue autant, si ce n'est davantage, que le tabac. Et certains chiffres ont de quoi faire réfléchir : 650 millions de personnes souffrent aujourd'hui d'obésité selon l'Organisation mondiale de la santé et cette maladie causerait 2,8 millions de morts chaque année. L'obésité favorise, de plus, l'apparition de diabète, d'hypertension et de maladies cardiovasculaires.

CE N'EST PAS DE VOTRE FAUTE !

Face à ces fléaux, les pouvoirs publics ont longtemps mis en avant la responsabilité individuelle. Selon le dogme dominant, l'obésité est causée par un apport calorique supérieur aux dépenses énergétiques. En d'autres termes : mangez moins, faites du sport et le problème sera réglé. Mais il n'est jamais question de la qualité des aliments que notre société propose à sa population et plus particulièrement aux personnes en situation précaire. Il est évident que le sport et l'équilibre des apports énergétiques aident à réguler la prise de poids ; néanmoins, comment contrôler son alimentation quand le sucre est le plus souvent dissimulé ? Comment manger sainement lorsque les fruits et légumes frais coûtent plus cher que les produits ultratransformés ? Rappelons par ailleurs qu'en la matière, certains slogans publicitaires, parfois relayés par les autorités sanitaires, ont encouragé la consommation de produits transformés allégés, pauvres en graisse mais souvent riches en sucre.

ALORS, QUE FAIRE ?

Pas de fatalisme : vous avez la capacité de changer la donne ou, du moins, vous l'aurez après avoir lu ce livre. S'il commence par dresser un état des lieux, cet ouvrage propose également un véritable plan d'action visant à vous permettre de reprendre les rênes de votre alimentation : rééquilibrer la part des glucides dans votre assiette, apprendre à débusquer les sucres cachés et réduire votre consommation de sucres ajoutés. Vous allez constater qu'avec de nouvelles connaissances et un peu de créativité culinaire, vous pouvez faire des merveilles et ce, sans vous priver ! Car, enfin, ce livre n'est pas synonyme d'austérité : il est essentiel que l'alimentation reste source de plaisir, parce que c'est le seul moyen de rester en bonne santé sur la durée. Prêt à réduire votre consommation de sucre sans vous départir de votre gourmandise ? Alors tournez la page !

COMPRENDRE

Le sucre, indispensable À NOTRE ORGANISME

Avant de parler de ses effets potentiellement dévastateurs, rappelons que le sucre est à l'origine un nutriment très utile à notre organisme. Il constitue la principale source d'énergie de notre corps, lui permettant de bien fonctionner.

Un formidable **CARBURANT**

Le sucre, qui appartient à la grande famille des glucides, représente une importante source d'énergie pour le fonctionnement de notre organisme. Sans lui, nous serions « raplapla », et voilà pourquoi.

UN SUCRE ET ÇA REPART !

Cela nous est déjà tous arrivé : le coup de mou de fin de matinée. Le petit déjeuner n'est plus qu'un lointain souvenir, le déjeuner ne pointe pas encore le bout de son nez et on se sent légèrement en sous-régime. Heureusement, dans le coin d'un tiroir, se trouve un petit gâteau pour nous redonner un coup de fouet. Mais que contient ce sauveur qui arrive à point nommé ? Du sucre, évidemment !

VITAL POUR NOS CELLULES

Le sucre que nous absorbons est dégradé par notre système digestif, qui le transforme en glucose. Ce nutriment passe la barrière intestinale, puis circule dans le sang. Il est ainsi transporté vers toutes les cellules de notre corps. À l'intérieur de chacune d'entre elles se trouve la mitochondrie, « l'usine » qui sert à produire de l'énergie et utilise le glucose comme combustible. Toutes les cellules de notre corps se servent donc de sucre pour fonctionner.

ET POUR LES MUSCLES ?

Le sucre est le meilleur allié du sportif. En effet, le glucose transporté par le sang vers les cellules musculaires permet le fonctionnement des muscles, et notamment leur contraction. Ces derniers sont capables de stocker le sucre sous la forme de glycogène, mais ces réserves sont limitées. C'est pour cela que, lors d'efforts intenses et prolongés, le sportif doit consommer régulièrement du sucre. C'est le cas du marathonien qui profite de ravitaillements tout le long de son parcours. Les boissons énergétiques des sportifs sont d'ailleurs très sucrées pour répondre à ces besoins.

4 calories

Elles nous obsèdent, ces calories que l'on passe nos repas à compter ! Mais connaissez-vous leur signification ? La calorie est une unité de mesure d'énergie. Le nombre de calories contenu dans un aliment nous renseigne sur la quantité d'énergie dont le corps bénéficiera en le consommant. Chaque gramme de sucre contient 4 calories. Le terme de calorie s'abrège en « kcal », avec un K, car il s'agit en réalité de kilocalories. Mais le langage courant n'aimant pas beaucoup les préfixes, le « kilo » a disparu.

Le sucre, source d'énergie

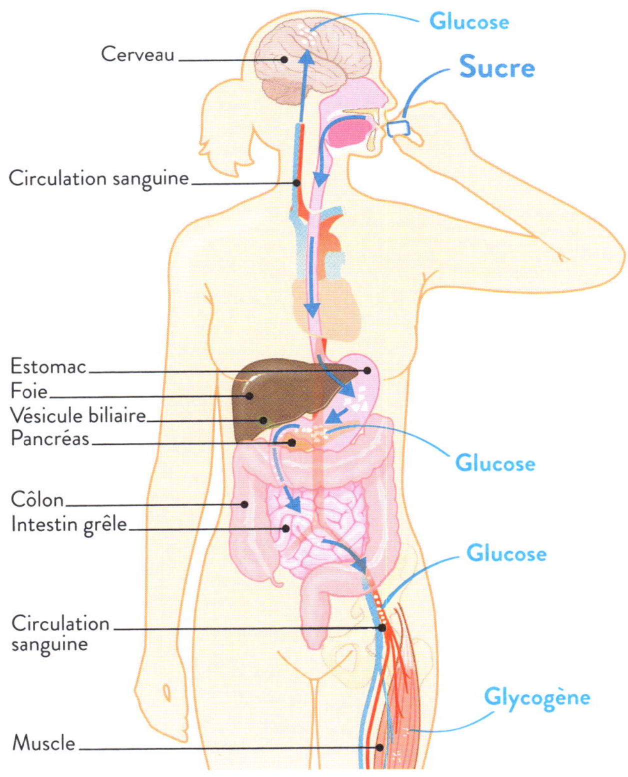

Sportifs, à la vôtre !

Pour optimiser ses réserves de glycogène, rien de tel qu'un bon verre... d'eau ! Eh oui, pour fabriquer 1 gramme de glycogène, il faut 2 à 3 grammes d'eau. Il est donc primordial de bien s'hydrater avant, pendant et après le sport.

Le cerveau, GRAND CONSOMMATEUR DE SUCRE

Les muscles ne sont pas les seuls à avoir besoin de glucose pour fonctionner. Le cerveau en est aussi un grand consommateur. Point de concentration ni d'effort intellectuel sans une bonne dose de sucre.

DE GRANDS BESOINS

Avec ces quelque 100 milliards de neurones, le cerveau est l'un des organes les plus actifs de notre corps, qui contrôle les principales fonctions de notre organisme. Pour cela, chaque neurone peut établir près de 1 000 connexions nerveuses. Si l'on étalait le réseau neuronal sur une carte, il mesurerait près de 160 000 kilomètres ! Les informations voyagent dans notre cerveau à la vitesse de 120 mètres/seconde, autrement dit à plus de 430 kilomètres/heure. Pour lui permettre de s'activer, comme pour les muscles, le glucose est indispensable. Ce dernier est converti en molécules d'ATP, qui fournissent nos cellules en énergie. Mais le cerveau ne pouvant pas les stocker, il est nécessaire de lui apporter régulièrement du glucose.

Un vrai glouton !

À un rythme de croisière, le cerveau humain consomme 20 % des calories ingérées alors qu'il ne représente que 2 % du poids total du corps. Chaque jour, il utilise en moyenne 120 grammes de glucose pour fonctionner, à raison de 5 grammes par heure !

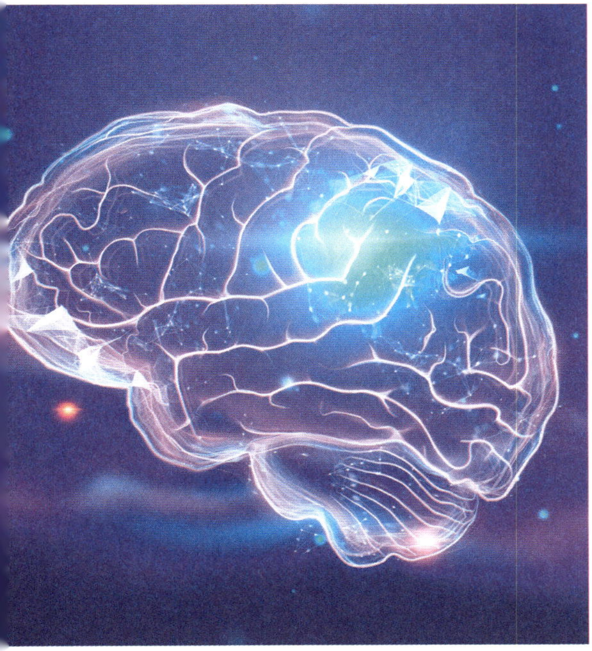

Halte aux idées reçues

Les défenseurs du sucre avancent souvent cet argument massue : il est nécessaire de consommer du sucre car le cerveau ne peut s'en passer. Or, ce n'est pas tout à fait vrai. S'il est juste de dire que le cerveau carbure au glucose tout au long de la vie, notre métabolisme peut cependant faire appel à une autre famille de nutriments quand ce dernier vient à manquer. Il s'agit des lipides, transformés en corps cétoniques pour alimenter nos fonctions cérébrales. Mais ce processus, lent à se mettre en place, nécessite une privation prolongée de sucre pour que le corps en vienne à puiser dans ses réserves de graisse.

ATTENTION AU MANQUE DE SUCRE

Une étude américaine* a montré les effets délétères d'un manque de sucre sur nos capacités cognitives. Elle opposait deux groupes de chiens : un groupe témoin et un autre à qui un effort de concentration prolongé était demandé, et qui brûlait donc davantage d'énergie pour alimenter le cerveau. Les chercheurs ont constaté que le second groupe, ayant consommé son stock énergétique plus rapidement, avait tendance à développer davantage de conduites à risque que le groupe témoin. En se rapprochant par exemple d'un animal féroce sans en mesurer le danger, quand le premier groupe se montrait plus précautionneux.

* Miller H.C. *et al.*, "*Too dog tired to avoid danger: self-control depletion in canines increases behavioral approach toward an aggressive threat*", *Psychonomic Bulletin & Review*, 2012.

Le sucre, **QUE DU PLAISIR !**

Dès le ventre de notre mère et durant toute notre vie, le sucre est de la partie. Notre goût pour cet aliment est intimement lié au plaisir qu'il nous procure, un plaisir qui s'explique par des mécanismes précis au sein de notre organisme.

LA DOUCEUR DES JOURS HEUREUX

Lorsqu'une femme enceinte est inquiète de ne plus sentir son bébé bouger, il existe une astuce de sage-femme pour la rassurer : « Manger un petit morceau de sucre et attendez. » En général, il ne faut pas longtemps pour sentir le bébé manifester son contentement, par un petit coup de pied ou de main. Déjà, dans le ventre de notre mère, nous réagissons au sucre présent dans l'alimentation – le lactose du lait maternel appartient d'ailleurs à la famille des glucides. Par la suite, on le retrouve à chaque fête familiale, à chaque célébration : dans le gâteau d'anniversaire, la pièce montée du mariage, le lapin de Pâques ou les petites douceurs de Noël. À la Saint-Valentin, on offre des chocolats pour exprimer son amour. Le sucre a donc une dimension psychoaffective et sa consommation est associée à des émotions positives.

« C'est le morceau de sucre qui aide la médecine à couler »

C'est Mary Poppins qui le dit : le sucre aurait même un effet antidouleur ! Les spécialistes ignorent les ressorts exacts de ce mécanisme antalgique, mais le sucre est utilisé pour calmer la douleur des tout-petits. Certains pédiatres préconisent par exemple de leur faire boire un biberon d'eau sucrée avant une séance de vaccin.

LA DOPAMINE, ÇA DOPE !

Ce plaisir que nous ressentons témoigne des effets du sucre dans notre organisme. Dès le premier contact de notre langue avec cette substance, des récepteurs gustatifs activent les neurones du cerveau responsables de la libération de la dopamine, l'hormone du plaisir et de la satisfaction impliquée dans le circuit de la récompense. Le passage du sucre dans le sang libère une nouvelle dose de dopamine, et, ainsi, un nouveau sentiment de bien-être dans notre corps.

ANTISTRESS

Le sucre serait également un formidable antistress puisque sa consommation réduit la production de cortisol, l'hormone du stress, dans notre corps. Et c'est somme toute assez logique. Au cours de notre évolution, le stress nous a permis de réagir face à une situation dangereuse en mettant notre organisme « en mode survie ». Il intime l'ordre au corps de se concentrer sur ses fonctions et organes vitaux : le cerveau, le cœur, les poumons et les muscles, pour, par exemple, courir et échapper aux griffes d'une bête féroce ! C'est pour cette raison qu'en cas de situation stressante, notre corps réclame du carburant, des glucides donc. Hélas, aujourd'hui, les situations stressantes ne consistent plus à échapper à un prédateur mais à supporter les réprimandes de son patron, et le paquet de gâteaux que vous venez de terminer ne vous sera d'aucune aide !

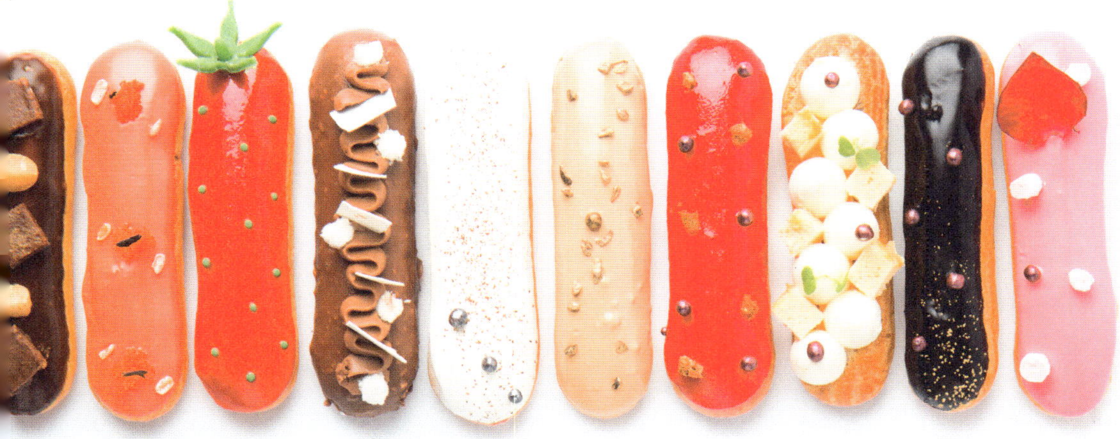

Pas un,
MAIS DES SUCRES

Sucre simple, complexe, lent, rapide, libre : au royaume des sucreries, difficile de s'y retrouver ! Le terme regroupe en effet la grande famille des glucides, des aliments très variés que notre corps n'assimile pas toujours de la même manière.

UNE QUESTION PLUS TORTUEUSE QU'IL N'Y PARAÎT

Il devrait être simple d'identifier le sucre. Pourtant, ce n'est pas le cas tant il recouvre des réalités différentes. Le petit morceau de sucre qui vient adoucir votre café, la pêche bien mûre que vous appréciez en fin de repas ou le plat de pâtes qui vous fait de l'œil au restaurant italien, tous appartiennent à la famille des glucides.

UN PEU DE CHIMIE

Pour comprendre ce qui réunit ces aliments, nous ne pouvons faire l'économie d'un cours de chimie. Les glucides se composent de trois molécules : le carbone (C), l'hydrogène (H), et l'oxygène (O). C'est pour cela qu'en anglais, on les nomme *carbohydrates* – hydrates de carbone, en français. Dans cette famille, on distingue les glucides simples des glucides complexes. Les glucides simples se caractérisent

Simple ou complexe ? Faites confiance à votre palais

Pas de panique si la chimie vous rebute. Il existe un moyen très simple de différencier les sucres simples des sucres complexes : fiez-vous à votre palais ! Si l'aliment que vous mangez a un goût très sucré, vous vous trouvez certainement en présence d'un sucre simple. Dans le cas contraire, il s'agit probablement d'un sucre complexe. Bien sûr, cette règle ne s'applique pas aux édulcorants qui, malgré leur goût sucré, ne contiennent pas de sucre. Mais c'est de la triche, les édulcorants !

par des chaînes relativement courtes de molécules : il s'agit du glucose, du fructose ou encore du saccharose. C'est à cette catégorie qu'appartiennent le morceau de sucre de notre café, mais également le sucre présent dans du miel ou dans une orange. Les glucides complexes, quant à eux, possèdent des chaînes de molécules très longues. L'amidon est celui dont on parle le plus fréquemment et que l'on retrouve dans les féculents : les pâtes, le riz, le pain et d'autres produits céréaliers comme les flocons d'avoine.

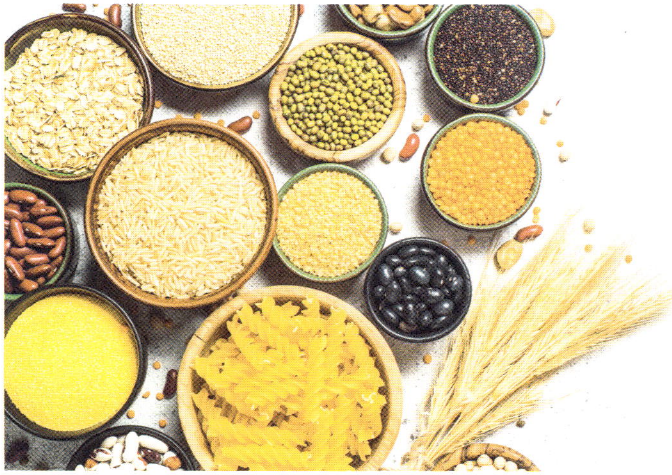

UNE DISTINCTION TROMPEUSE

À présent que les sucres simples et complexes n'ont plus de secret pour vous, il est important de pointer les limites de cette distinction qui a parfois mené à des non-sens diététiques. Avec peu de molécules, les sucres simples ont la réputation d'être facilement décomposables et assimilables par l'organisme. Le glucose arriverait très vite dans la circulation sanguine et serait immédiatement disponible pour les cellules. De là vient l'expression « sucres rapides ». À l'inverse, avec leurs longues chaînes de molécules, les sucres complexes sont supposés être plus difficiles à décomposer par notre système digestif, et donc pénétrer plus progressivement dans l'organisme. D'où l'expression « sucres lents ». Dans cette logique, un besoin rapide d'énergie impliquerait de privilégier la consommation de sucres dits « rapides », comme un bonbon, tandis qu'un effort prolongé nécessiterait l'absorption de sucres dits « lents », comme un plat de riz.

LÀ OÙ LES CHOSES SE COMPLIQUENT

En analysant la digestion de sucres complexes, les chercheurs se sont rendu compte que certains féculents, comme le pain blanc, étaient très facilement décomposés par notre système digestif et assimilés par l'organisme, aussi rapidement qu'un morceau de sucre. La distinction entre sucres simples et complexes, très utile en chimie, n'est donc pas pleinement satisfaisante pour comprendre les effets des glucides sur l'organisme, mais une autre notion paraît complémentaire : il s'agit de l'index glycémique, que nous aborderons dans un chapitre suivant.

Palmarès
DES ALIMENTS SUCRÉS

À quelques exceptions près comme le sucre blanc, un aliment n'est jamais composé à 100 % de glucides, mais contient toujours un cocktail de nutriments. Pour vous aider à détecter le sucre présent dans votre alimentation, voici une liste non exhaustive des aliments les plus sucrés, qu'ils contiennent des sucres simples (glucose, fructose ou saccharose), ou des sucres complexes, comme l'amidon. ***Glucides donnés pour 100 g d'aliment.***

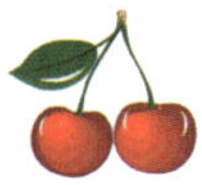

FRUITS

Banane	23 g
Mangue	17 g
Cerise	16 g
Pomme	12 g
Ananas	12 g
Melon	9 g
Orange	8 g
Pastèque	6 g
Framboise	6 g

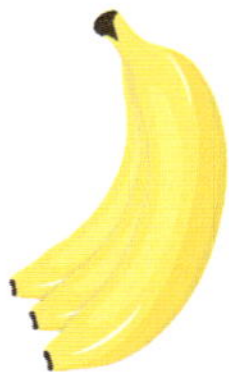

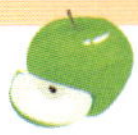

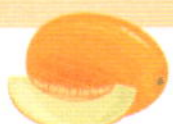

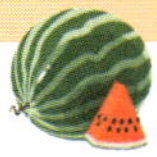

LÉGUMES

Maïs	21 g
Patate douce	20 g
Pomme de terre	17 g
Panais	10 g
Betterave	8 g
Carotte	7 g
Oignon	6 g
Poivron jaune	5 g
Potiron	5 g
Céleri-rave	4 g
Navet	3 g
Chou-fleur	3 g
Courgette	2 g
Asperge	2 g

PRODUITS CÉRÉALIERS

Brioche	47 g
Pain blanc	46 g
Croissant	42 g
Pâtes cuites	30 g
Riz blanc cuit	29 g

NOIX ET ARACHIDES

Noix de cajou	22 g
Pistaches	19 g
Arachides	13 g
Amandes	10 g

LÉGUMINEUSES

Lentilles en boîte	15 g
Haricots rouges	13 g
Petits pois en boîte	13 g
Fèves	10 g

COMPRENDRE

Une consommation toujours PLUS IMPORTANTE

Depuis le développement de la culture de la canne à sucre, les sociétés occidentales ont nourri une passion pour la poudre blanche qui en est issue. La consommation moyenne de sucre des Français n'a cessé d'augmenter, créant un grand déséquilibre dans les assiettes. Aujourd'hui, le sucre se retrouve partout et il est devenu l'aliment fétiche de l'industrie agroalimentaire.

Le sucre,
TOUTE UNE HISTOIRE

Depuis l'Antiquité, le sucre fait partie de l'histoire de l'humanité. À la Renaissance, une folie sucrière s'empare même de l'Europe. Mais l'appétence des pays occidentaux pour « l'or blanc » est alors entachée par l'esclavage, lié à la culture de la canne à sucre.

DEPUIS LA NUIT DES TEMPS

L'homme a toujours connu la saveur sucrée : le chasseur-cueilleur l'appréciait déjà grâce aux baies et aux fruits de son régime alimentaire, et, durant toute l'Antiquité, le miel était l'un des aliments les plus recherchés en raison de son pouvoir sucrant.

Les précieux essaims

Au Moyen Âge, il existait une amende élevée pour sanctionner toute personne ayant volé ou détruit un essaim d'abeilles, preuve de l'importance accordée au miel, et du goût des Anciens pour le sucre.

LES PREMIÈRES CULTURES

Les premières traces de canne à sucre ont été retrouvées sur l'île de Papouasie-Nouvelle-Guinée et datent de 1 000 ans avant J.-C. Sa culture se serait ensuite propagée en Asie, notamment en Inde et en Chine. Avec les conquêtes arabes au début du nouveau millénaire, la culture sucrière est introduite dans l'ensemble du Bassin méditerranéen. Mais à cette époque, le sucre reste réservé à une élite : encore très rare, il est considéré comme une épice ou une monnaie d'échange, un remède d'apothicaire, et n'est pas encore utilisé dans l'alimentation.

LE BOOM SUCRIER DE LA RENAISSANCE

Avec les explorations maritimes des XV et XVIe siècles et la découverte des Amériques, la culture de la canne à sucre est introduite dans les nouvelles colonies. Rapidement, la demande en Europe explose : le sucre devient l'un des goûts les plus appréciés et les nobles se l'arrachent. Dans les livres de cuisine, le nombre de recettes sucrées augmente rapidement, témoignage de cet engouement. On découvre les confitures, les desserts. Mais à quel prix ? Derrière cette douceur de vivre se cache l'amertume des larmes et du sang versés par des générations d'esclaves sur lesquelles reposait la culture de la canne à sucre. Une page des plus sombres de notre histoire.

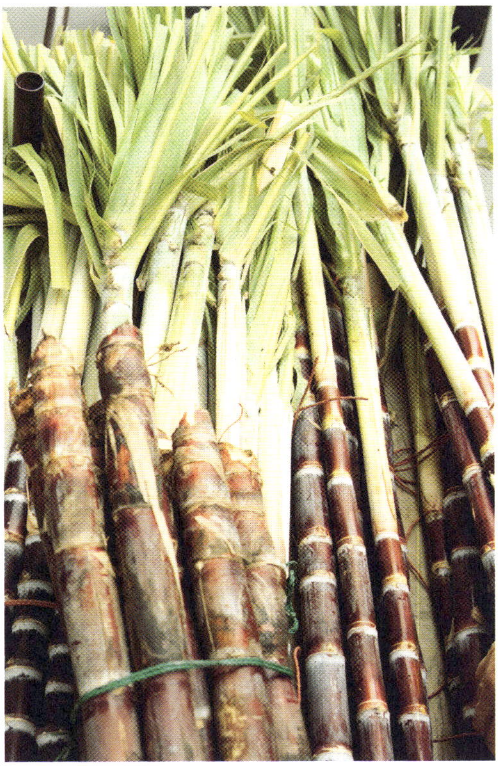

VIVE LA BETTERAVE !

C'est à un chimiste berlinois, Franz Karl Achard, que l'on doit la culture de la betterave sucrière à la fin du XVIIIe siècle. Le scientifique a consacré sa vie à tenter de cristalliser le sucre présent dans cette racine. Il crée la première fabrique de sucre de betterave au monde en Silésie, et, avec elle, une nouvelle industrie. Aujourd'hui, le sucre blanc de table est majoritairement issu de la betterave. La France, dixième producteur au monde et premier au niveau européen, a pris une grande part dans cette culture, principalement implantée dans les Hauts-de-France.

Du sanskrit

On trouve encore aujourd'hui des traces de l'origine asiatique du sucre : le mot « sucre » – *sugar* en anglais, *zucker* en allemand – provient du mot sanskrit *sarkara*. C'est en effet sur le continent indien que les premières techniques d'extraction sucrière de la canne furent développées.

La guerre du sucre CONTRE LE GRAS

Dans les années 1960, les chercheurs du monde entier se déchirent sur une question de nutrition relative au gras et au sucre : des deux, lequel est principalement responsable des maladies cardiovasculaires ? Si le sucre a fini par être exonéré, on sait aujourd'hui que les dés étaient pipés.

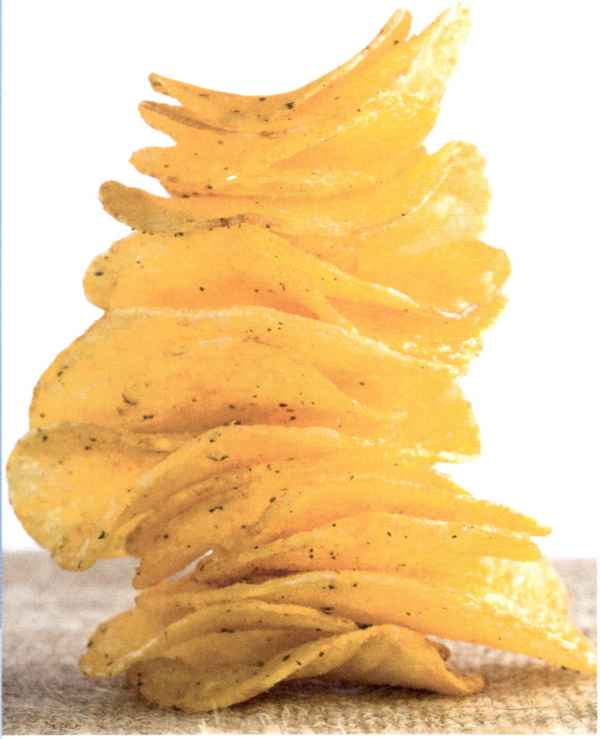

UNE HISTOIRE DE CŒUR

Le 24 septembre 1955, l'Amérique retient son souffle : son président Dwight D. Eisenhower vient de faire une crise cardiaque. Si le chef d'État finit par s'en sortir, cet accident choque néanmoins profondément les Américains. Il symbolise le nouveau fléau qui traverse le pays et, dans une moindre mesure, tous les États occidentaux : une vague de maladies cardiovasculaires touchant majoritairement des hommes, généralement dans la force de l'âge. Très vite, c'est vers la nutrition que l'on se tourne pour chercher un coupable et deux suspects sont désignés : les graisses saturées et le sucre. Après de nombreuses études, le gras, et plus précisément le cholestérol, cet ennemi public qui boucherait nos artères, est accusé. La suite est connue : les États-Unis

David Mark Hegsted

Parmi les trois auteurs de l'étude biaisée de 1967, David Mark Hegsted, un chercheur qui fut par la suite en charge des questions de nutrition au ministère de l'Agriculture américain et aida notamment à la mise en place de directives diététiques dans le pays. Un conflit d'intérêts qui ne passerait plus aujourd'hui avec les règles de transparence exigées dans la tenue des études scientifiques.

et les autres sociétés occidentales se mettent alors à plébisciter les régimes pauvres en graisse, le *low-fat* comme on l'appelle outre-Atlantique. Mais 60 ans plus tard, les résultats de cette politique de santé publique apparaissent plus que contestables au regard de l'épidémie d'obésité et de diabète que nous connaissons actuellement.

LE LOBBY DU SUCRE

Le monde ignorait à l'époque que les chercheurs n'avaient pas été les seuls à prendre part à cette querelle scientifique, mais que les lobbys du sucre avaient largement influencé le débat. Cette révélation, on la doit au professeur de médecine Stanton Glantz et à son étude publiée dans la revue *JAMA Internal Medicine*. En compulsant des archives des années 1960, il s'est rendu compte que la Fondation pour la recherche sur le sucre, lobby sucrier américain, avait payé trois chercheurs à hauteur de 6 500 dollars (50 000 dollars actuels) pour publier une méta-étude visant à accuser le gras et disculper le sucre. Les méta-analyses se penchent sur toutes les études effectuées sur un sujet pour en sortir une vérité. Par le nombre d'expériences qu'elles regroupent, elles évitent généralement les biais et sont donc très écoutées. Celle orientée par le lobby du sucre, publiée en 1967 dans la très prestigieuse revue *The New England Journal of Medicine*, a eu une grande influence sur les recommandations nutritionnelles des autorités sanitaires.

On pourrait penser le phénomène isolé, en lien avec une page sombre mais dépassée de notre histoire nutritionnelle. Or il n'en est rien : en 2015, le *New York Times* révélait comment l'entreprise Coca-Cola® avait largement financé un groupe de scientifiques pour minimiser l'effet des sodas sur la prise de poids, l'obésité et le diabète.

Le grand DÉSÉQUILIBRE

Nous consommons aujourd'hui dix fois plus de sucre qu'il y a un siècle. Il s'agit d'une véritable révolution, un changement d'alimentation qui fait vaciller l'équilibre nutritionnel des pays occidentaux.

LA PLUS GRANDE PART DE L'ASSIETTE

Les aliments que nous mangeons peuvent être classés en trois catégories : les lipides, les protéines et les glucides. Mais laquelle occupe la plus grande part dans notre assiette ?

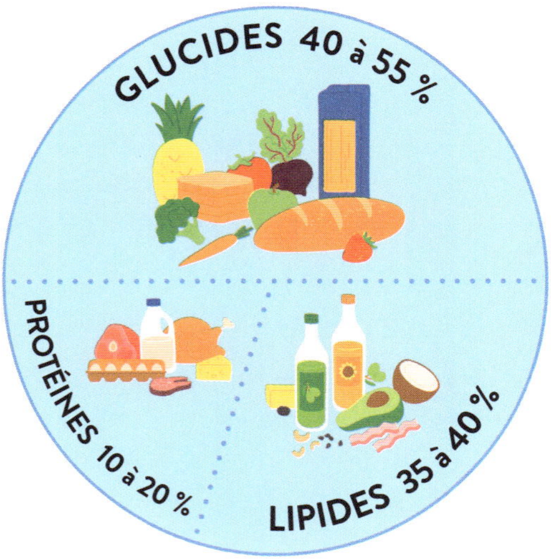

Aujourd'hui, les conseils diététiques prodigués au sein des pays occidentaux encouragent la consommation de glucides. C'est le cas, en France, du Programme national nutrition santé (PNNS) qui recommande qu'une majorité de nos apports énergétiques journaliers proviennent des glucides, dans une proportion allant de 40 à 55 % : fruits, miel, féculents, céréales et produits laitiers riches en lactose.

UNE AVALANCHE DE SUCRE

Dans la consommation de glucides, celle de sucre est problématique car, nous le verrons dans les chapitres suivants, c'est elle qui s'avère potentiellement la plus dévastatrice. Depuis 1990, la consommation de sucre des Français s'est stabilisée autour de 35 kilos par an et par personne. Mais si on regarde dans le rétroviseur, elle n'était que d'1 kilo en

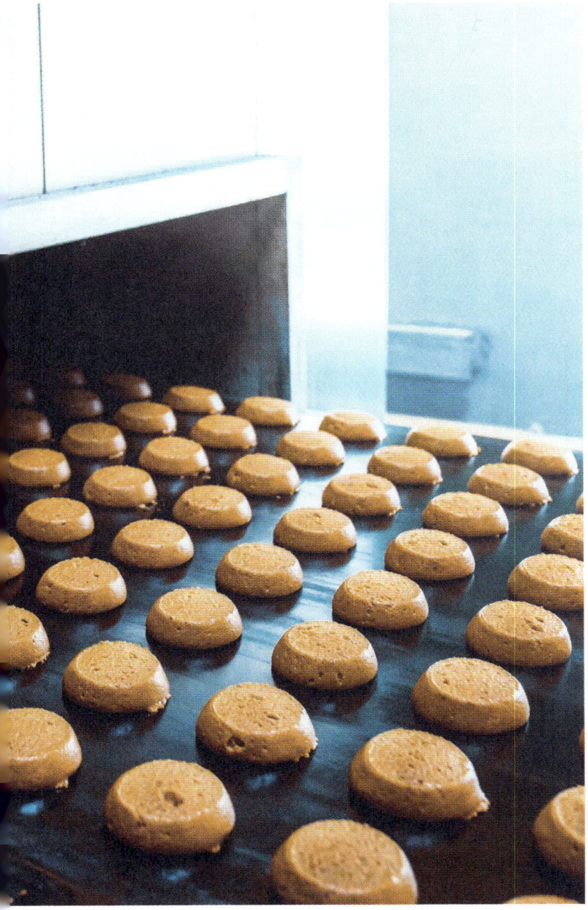

1850. Quelle escalade ! Comment en est-on arrivé à subir cette avalanche de sucre ?

LES PRODUITS TRANSFORMÉS

N'allez pas croire que les Français passent leurs journées à manger des sucreries. Il y a certes eu une augmentation de la consommation de desserts et de sodas, mais ce n'est pas dans ces aliments que se retrouvent nos principaux apports en sucre : ils proviennent en réalité des produits transformés. Avec nos rythmes de vie effrénés et nos multiples activités, nous passons de moins en moins de temps en cuisine, privilégiant plutôt les plats cuisinés vendus en supermarché. Un changement de modèle qui a débuté après la Seconde Guerre mondiale. Depuis 1960, la consommation de plats préparés augmente de 4,4 % par an, en volume par habitant. Le temps de préparation des repas à la maison a, quant à lui, diminué de 25 % entre 1986 et 2010. Cette tendance est également perceptible en observant l'évolution des achats de produits transformés, comme ceux dérivés la pomme de terre. Ces derniers augmentent de 3 % par an, en volume par habitant, quand ceux de pommes de terre brutes diminuent à l'inverse de 0,8 %.

22 kilos par seconde

En France, 22 kilos de plats cuisinés sont achetés toutes les secondes. Cela représente 700 millions de kilos de plats préparés écoulés par an, pour un chiffre d'affaires équivalent à 3,3 milliards d'euros. Un marché florissant.

Les sucres **CACHÉS**

Il est possible de manger du sucre sans même s'en rendre compte : c'est le fléau des sucres cachés ! Ajoutés aux préparations alimentaires, ils augmentent notre consommation quotidienne de glucides. Et à la caisse, la note peut vite devenir très... sucrée.

C'EST QUOI, AU JUSTE ?

L'appellation peut paraître énigmatique. Quels sont ces sucres qui jouent à cache-cache dans nos assiettes ? Par sucres cachés, comprenez tous les sucres qui sont ajoutés aux boissons et aliments au cours de leur préparation. Cette appellation ne concerne donc pas les sucres naturellement présents dans l'aliment, comme le fructose d'une orange, par exemple, mais fait référence au sucre ajouté dans de la confiture d'oranges. Si, dans la confiture, l'ajout de sucre n'a rien de très secret, vous allez cependant découvrir que, bien souvent, la teneur en sucre de certains produits s'avère bien plus élevée que vous ne le pensez.

L'INDUSTRIE AGROALIMENTAIRE EN RAFFOLE

Il faut être clair, la plupart des sucres cachés ne se trouvent pas dans des plats faits maison. Dans le viseur, l'industrie agroalimentaire, qui raffole de ces sucres pour rendre ses produits plus goûtus et attractifs. Selon une étude américaine parue dans la revue *BMJ Open**, 90 % des sucres ajoutés consommés proviendraient des aliments ultra-transformés et riches en additifs, des substances habituellement absentes en cuisine que les industriels utilisent pour donner l'illusion de la qualité d'un produit ou en masquer les défauts.

* E. Martínez Steele, L. Galastri Baraldi *et al.*, *"Ultra-processed foods and added sugars in the US diet: evidence from a nationally representative cross-sectional study"*, BMJ Open.

Carte d'identité du produit ultra-transformé

Comment savoir que l'on s'apprête à acheter un produit ultra-transformé ? Voici quelques indices pour ne plus vous laisser prendre :

- **une longue liste d'ingrédients** : plus la liste est longue, plus le processus agro-industriel est important ;
- **des noms d'aliments que l'on ne connaît pas** : vous cuisinez rarement du dextrose ou du E111, alors fuyez en présence de ces additifs ;
- **un packaging attrayant et très coloré** : les industriels débordent d'inventivité pour attirer l'œil et surtout celui des enfants.

UNE PETITE PINCÉE ?

Cultures Sucre, ancien Cedus, organisme interprofessionnel de la filière betterave-canne-sucre défend le secteur en arguant que les industriels n'ont pas tous les droits et que les teneurs en sucres ajoutés sont réglementées par des codes de bonnes pratiques. Dans le Code des usages de la charcuterie, la part de sucre autorisée se situe par exemple entre 0,5 % et 3 % du poids total du produit. S'agissant du ketchup, en revanche, elle est de 16 à 20 % ! Si chaque pincée de sucre prise isolément ne présente pas de danger pour la santé, l'accumulation de quelques grammes de sucre par bouchée ingérée mène quant à elle à la consommation d'une véritable montagne de sucre et à un lourd problème de santé publique.

POURQUOI TANT DE SUCRE ?

Si les industriels utilisent tant de sucre dans leurs produits, c'est que cette poudre blanche possède, d'un point de vue agro-industriel, de nombreuses qualités. Elle permet par exemple de rectifier l'acidité, d'ajouter de la saveur, d'aider à la conservation ou encore de fixer la couleur.

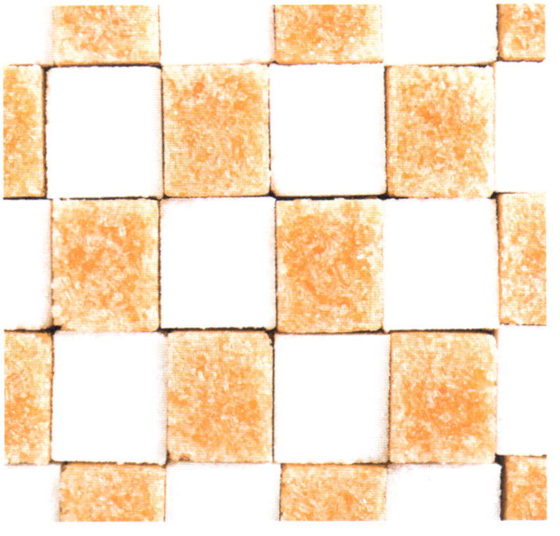

Du sucre même dans **LES PRODUITS SALÉS**

Quand il s'agit d'une confiture ou d'un gâteau, la couleur est annoncée : vous vous trouvez face à un produit contenant de fortes doses de sucres ajoutés. Mais devant une barquette de lasagnes ou une conserve de petits pois, qui pourrait s'en douter ?

RECETTE DE LA SAUCE TOMATE À BAS COÛT

Si ajouter du sucre dans un produit salé peut paraître étrange, il existe pourtant de nombreux arguments pour expliquer son utilisation par les fabricants. Comme évoqué précédemment, il est un exhausteur de goût qui permet de masquer facilement les défauts d'un produit, mais surtout de réaliser de belles économies.

Pour exemple, la recette bien connue de la sauce tomate. Pour préparer une sauce tomate à bas coût, prenez des tomates de piètre qualité, pas encore parvenues à maturité, ajoutez une pelletée de sucre et vous obtiendrez une sauce savoureuse à faire pâlir de jalousie le plus fier des Italiens ! C'est ainsi que du sucre se retrouve dans des aliments dits salés. Prenons à présent le ketchup, qui, en la matière, fait figure d'exemple caricatural. L'association 60 millions de consommateurs a observé,

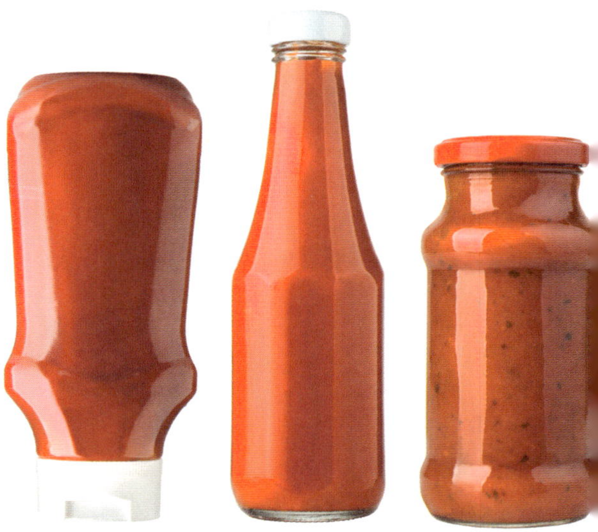

dans un hors-série sur le sujet, qu'un flacon de 700 grammes contenait 8 tomates et... 22 morceaux de sucre !

LA CHARCUTERIE

Que vous les achetiez chez le boucher ou dans un supermarché, toutes les charcuteries contiennent du sucre – principalement du saccharose, du sirop de glucose, du dextrose ou du lactose –, dont l'ajout est même obligatoire dans les charcuteries conservées par salaison. Il permet la conservation en empêchant l'oxydation de la viande, compense l'amertume des préparations à base de foie et fait ressortir, avec les nitrites, la couleur rose du jambon.

ATTENTION AUX SOUPES ET AUX CONSERVES

Le sucre est utilisé pour rectifier la saveur des aliments, ce qui s'avère particulièrement pernicieux lorsque l'on croit le produit que l'on achète exempt de tout soupçon. Une soupe industrielle que vous pensez saine, par exemple, est en réalité souvent très sucrée. Il en va de même pour les plats préparés comme les lasagnes ou les pizzas. Même constat pour les conserves de légumes : vous n'avez pas conscience que vos petits pois sont saupoudrés de sucre. Une pratique néanmoins obligatoire dans les conserves de petits pois-carottes pour obtenir l'appellation « à l'étuvée ».

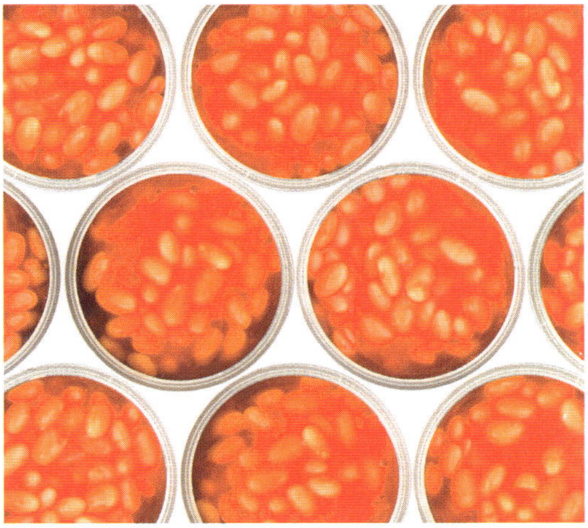

La faute de Maillard !

Le sucre est un élément essentiel de la réaction de Maillard. Louis-Camille Maillard est un chimiste du début du XXe siècle ; il a découvert que, lors de la cuisson, les sucres présents dans un aliment interagissaient avec les protéines de celui-ci pour créer une réaction chimique permettant par exemple aux viandes grillées de devenir joliment brunâtres. C'est pour amplifier cette réaction que les industriels ajoutent du sucre dans leurs jambons braisés, leurs pâtés en croûte, mais également, en boulangerie, dans leurs pains de mie. Si la brioche est dorée, elle est donc aussi certainement très sucrée !

Faible en matières grasses, **MAIS RICHE EN SUCRE**

« Allégé en matières grasses » : voilà, pour beaucoup de consommateurs, l'argument santé par excellence. Et pourtant, ces produits « 0 % » sont de faux amis : s'ils sont dépourvus de graisse, ils sont souvent bourrés de sucre.

RIEN NE SE PERD, RIEN NE SE CRÉE...

Pour qu'un industriel puisse afficher la mention « allégé en matières grasses », il faut que son produit contienne 30 % de matières grasses en moins que le produit de référence. Mais l'opération n'est pas si simple ; vous pensez peut-être qu'il suffit de les supprimer mais, en réalité, le fabricant est le plus souvent contraint de les remplacer. Car les matières grasses ont une utilité : au-delà de la saveur certaine qu'elles apportent, elles permettent au produit de gagner en consistance et en onctuosité.

LES PRODUITS LAITIERS

Prenons le cas significatif des produits laitiers. Enlevez les matières grasses d'un yaourt ou d'un fromage et vous vous retrouvez avec une matière lactée sans consistance. Pour s'en passer, il faut donc ajouter un épaississant.

Pourtant, ça n'a pas de goût sucré !

Il est vrai que les yaourts 0 % n'ont pas de goût sucré. Cela s'explique par le fait que les industriels n'utilisent pas de sucres simples comme le glucose ou le fructose, qui ont un fort pouvoir sucrant, mais des glucides à chaînes longues, comme l'amidon.

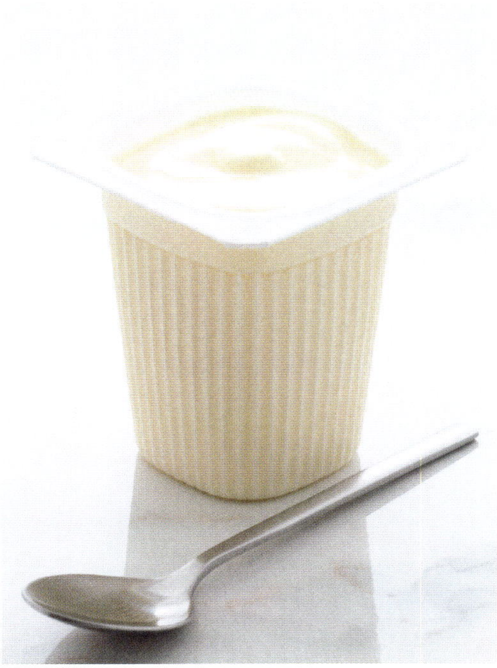

Vers la fin du light ?

Si le *light* est un secteur important du marché de l'agroalimentaire en France, il semble aujourd'hui marquer le pas. Après avoir profité de la tendance minceur des années 1980, les produits allégés ont moins la cote et leur consommation stagne depuis les années 2000. Nous, consommateurs, sommes les acteurs des changements de demain. Cessons ainsi de nous tourner vers des produits *light* afin que les industriels arrêtent d'exploiter des allégations qui ne reposent pas sur des fondements médicaux.

Et le plus souvent, il s'agit de sucre. Il permet également de pallier le manque de saveur d'un produit allégé : en résumé, quand on supprime un exhausteur de goût, on en ajoute un autre pour compenser.

PLUS CHER ET INEFFICACE

Le plus triste dans cette histoire est que les consommateurs de produits allégés en matières grasses consomment plus de sucre sans le savoir, sans pour autant obtenir les résultats escomptés. De nombreuses études montrent l'inefficacité de tels produits sur la perte de poids et expliquent qu'ils pourraient même perturber les mécanismes de régulation alimentaire. Car notre corps ne se laisse pas longtemps duper par le *light* et finit par réclamer plus de quantités. Les produits *light* sont en outre des aliments transformés par l'industriel pour enlever la graisse qui s'y trouve naturellement présente et contiennent donc souvent plus d'additifs, dont on ignore les effets à long terme sur notre santé. Pour parfaire le tableau, c'est surtout notre porte-monnaie qui se retrouve allégé de quelques deniers, puisque le *light* est en moyenne plus cher que les produits de référence.

Trouvez

CES SUCRES CACHÉS QUE JE NE SAURAIS VOIR !

À présent que l'on ne peut plus rien vous cacher, que vous connaissez le pot au sucre des industriels de l'agroalimentaire, voici un exercice de mise en pratique : savez-vous combien de morceaux de sucre se cachent dans ces aliments tout préparés ?

UN MORCEAU DE SUCRE (MS) = 5 G

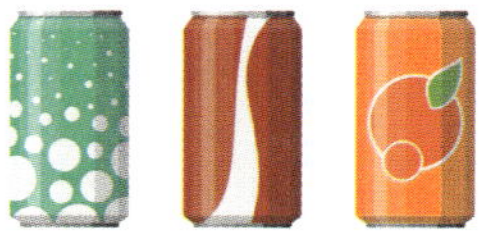

1. Une canette de soda ?	5 ms
2. Une cuillère à soupe de ketchup ?	1 ms
3. Un bol de céréales ?	2 à 3 ms
4. Un smoothie avec deux oranges, sept pommes, dix fraises et une banane ?	8 ms
5. Un bol de lait cacaoté ?	4 ms
6. Un pot de yaourt à la vanille ?	3 ms

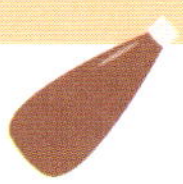

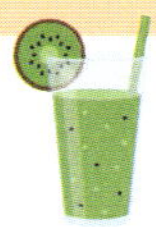

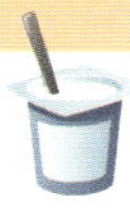

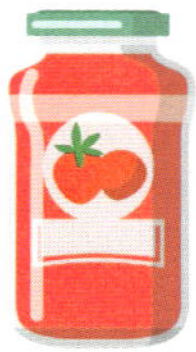

7. Une portion de sauce tomate ?	2 ms
8. Une portion de lasagnes ? 	1 ms et demi
9. Une portion de carottes râpées ?	2 ms
10. Un grand bol de soupe ? 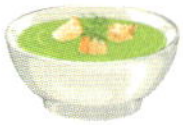	4 ms
11. Une conserve de petits pois et carottes ?	4 ms
12. Un bol de riz vinaigré japonais 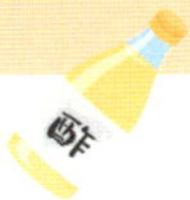	2 à 4 ms
13. Un croissant	1 à 2 ms
14. Six bâtonnets de surimi 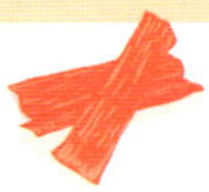	1/2 ms

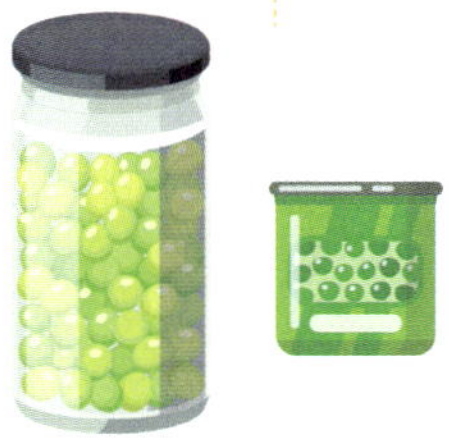

QUESTION BONUS :

15. Combien de morceaux de sucre l'Organisation mondiale de la santé préconise-t-elle de ne pas dépasser par jour ?	5 ms

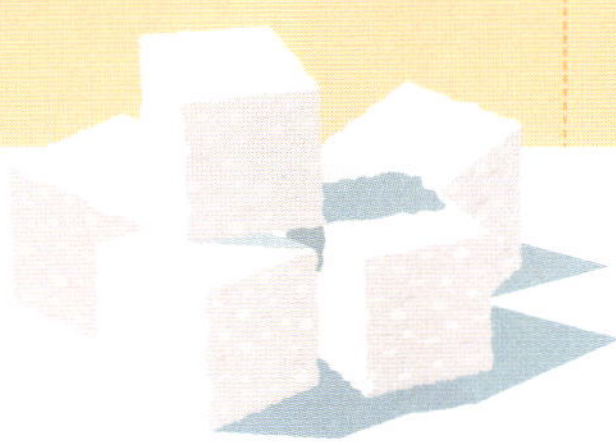

COMPRENDRE

Le sucre, CE DOUX POISON

Le sucre peut avoir des effets dévastateurs sur notre organisme. Consommée en excès, cette formidable source d'énergie se retourne contre nous pour devenir une bombe à retardement. Obésité, diabète, maladies cardiovasculaires et même cancers : le sucre favoriserait de multiples pathologies métaboliques qui plombent aujourd'hui la santé de millions de Français.

Le parcours du sucre DANS NOTRE ORGANISME

Pour comprendre les dégâts provoqués par le sucre, intéressons-nous d'abord à son parcours dans l'organisme. Notons préalablement que le taux de sucre dans le sang est strictement contrôlé par notre corps pour nous maintenir en bonne santé.

L'HEURE DU REPAS

L'heure du repas a sonné ! Cela tombe bien car la faim se fait sentir. Au menu : un savoureux plat de pâtes et, en dessert, une mousse au chocolat. Un régal pour vos papilles ! Si votre palais n'y trouve rien à redire, que se passe-t-il à l'intérieur de votre organisme ?

Une fois avalé, le sucre contenu dans les aliments descend par l'œsophage pour être brassé dans l'estomac et atterrir dans l'intestin grêle. Tout au long de ce parcours, la salive, les sucs gastriques et les enzymes œuvrent à la décomposition des différentes chaînes de glucides pour les transformer en molécules, comme le glucose. Ce dernier, de très petite taille, parvient à passer à travers les parois de l'intestin pour se retrouver dans la circulation sanguine.

LE SUCRE DANS LE SANG

Le sucre ne doit jamais demeurer dans le sang car il endommagerait les vaisseaux et les nerfs. Ainsi, lorsque du sucre est détecté dans la circulation sanguine, le corps lui cherche toujours une autre destination. Pour cela, le pancréas libère de l'insuline. Cette hormone permet au glucose de quitter les vaisseaux sanguins pour pénétrer nos cellules et les approvisionner en énergie, et au taux de sucre dans le sang de diminuer. Si notre corps n'a pas besoin d'énergie immédiatement, l'insuline permet également au foie et aux muscles de stocker le glucose sous la forme de glycogène.

À JEUN

Que se passe-t-il lorsque nous n'avons pas mangé de sucre depuis longtemps, durant la nuit par exemple ? Comment notre corps parvient-il à trouver de l'énergie sans glucose dans le sang ? En cas de jeûne prolongé, l'organisme n'est pas pris au dépourvu. Quand le pancréas détecte une absence de sucre dans le sang, il libère du glucagon, une hormone qui permet au foie de déstocker ses réserves de glycogène pour les transformer en glucose et ainsi approvisionner nos cellules en énergie. Notre organisme est donc une machine bien rodée. Mais en cas d'excès, nous allons voir qu'un grain de sucre peut la faire dérailler.

1 gramme par litre de sang

Le taux de sucre dans le sang s'appelle la glycémie. Pour que nous restions en bonne santé, elle doit avoisiner 1 gramme par litre de sang. La glycémie fluctue en fonction de l'alimentation : à jeun, elle est basse, puis elle monte en flèche avec le repas pour atteindre un pic deux heures après la prise alimentaire. Elle redescend ensuite sous l'effet de l'insuline et le cycle peut recommencer. Lors d'examens cliniques, on mesure ainsi la glycémie à jeun ou deux heures après le repas. Il est donc important de respecter les directives de l'ordonnance sous peine de fausser les résultats.

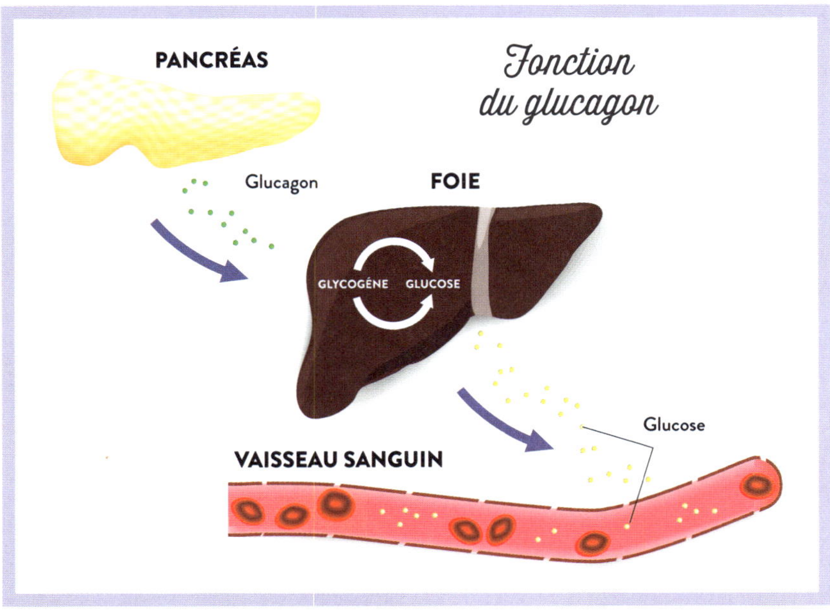

Un grain de sucre **DANS LA MACHINE**

Lorsque notre alimentation est trop riche en sucre, une série de déséquilibres métaboliques loin d'être anodins apparaissent.

UNE HISTOIRE D'ÉVOLUTION

Pendant toute son évolution, l'être humain a connu une pénurie alimentaire. Ainsi, durant des millénaires, le corps a cherché à optimiser le peu de calories qu'il parvenait à ingérer pour en tirer le maximum d'énergie. Jusqu'au début du XXe siècle, l'alimentation est restée une question récurrente pour les ménages et un poste de dépense important. Mais voilà qu'en un siècle, nous sommes passés d'un régime frugal à une alimentation abondante. Le développement de la société de consommation et l'industrialisation de l'agriculture ont permis à la plupart des foyers de manger à leur faim et même plus que de raison. Dans cette boulimie, les aliments riches en graisse et en sucre, ainsi que les produits largement transformés, ont été plébiscités.

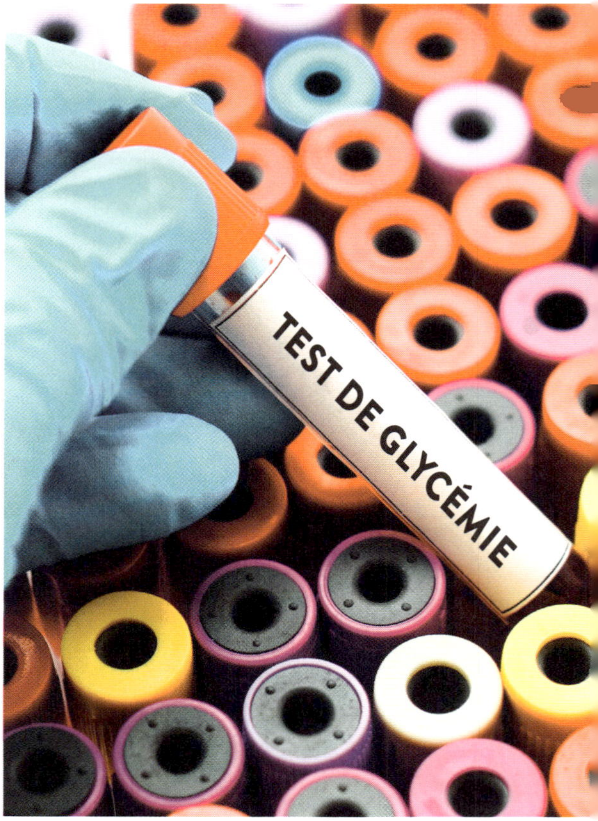

Aujourd'hui, nous avons du mal à nous rappeler ce que pouvait être cette existence de privation vécue par nos arrière-grands-parents, mais notre corps, lui, n'a pas la mémoire aussi courte. À l'échelle de l'organisme, les mécanismes millénaires qui ont assuré notre survie ne peuvent évoluer en un siècle. Ainsi, face à un excès de sucre, le corps cherche toujours à en tirer le meilleur profit.

LE STOCKAGE

Lorsque nous mangeons du sucre, le corps l'utilise dans un premier temps comme source d'énergie pour nos muscles et nos cellules. Mais, nos modes de vie étant de plus en plus sédentaires, nos besoins énergétiques sont vite comblés. Alors que se passe-t-il si l'absorption de sucre se poursuit et devient excédentaire ? Le corps a une solution toute prête : faire des réserves pour les jours de vaches maigres, en transformant le sucre en glycogène. Lorsque les réserves de glycogène sont pleines, l'organisme a une dernière carte à jouer : convertir le sucre en graisse sous la forme de triglycérides. Ces cellules graisseuses se logent dans le tissu adipeux mais également autour d'organes tels que le foie, comme nous le verrons dans un prochain chapitre. Le sucre, c'est donc aussi du gras dans votre corps.

LE DÉRÈGLEMENT DE L'INSULINE

Consommer toujours plus de sucre implique de générer une production d'insuline toujours plus importante afin de réguler le taux de sucre dans le sang. Rappelons que cette hormone fonctionne comme une clé qui permet au sucre d'entrer dans nos cellules, mais à force, des phénomènes d'usure peuvent apparaître. S'il y a surproduction, l'insuline devient moins efficace : elle est toujours produite par le pancréas mais parvient moins bien à ouvrir les cellules. Résultat, un taux de sucre anormalement élevé reste dans le sang et, en réponse, de l'insuline est de nouveau sécrétée. Le cercle vicieux de la résistance à l'insuline se met en place. Le pancréas finit par se fatiguer et ses cellules se détruisent, le corps ne parvient plus à produire d'insuline et le sucre reste dans le sang : c'est le début du diabète.

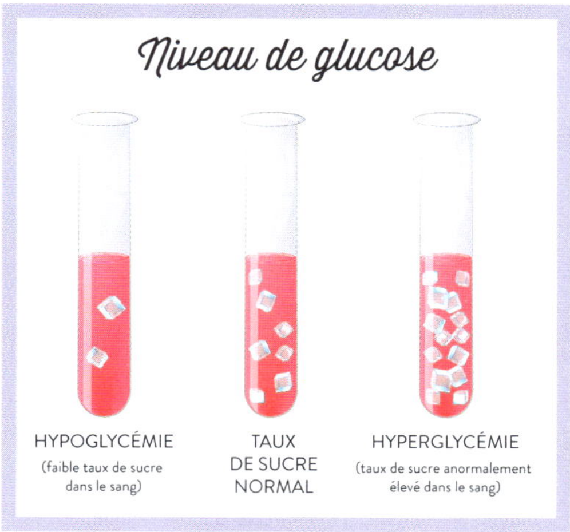
Niveau de glucose
HYPOGLYCÉMIE
(faible taux de sucre dans le sang)
TAUX DE SUCRE NORMAL
HYPERGLYCÉMIE
(taux de sucre anormalement élevé dans le sang)

L'obésité, **L'AUTRE ÉPIDÉMIE**

L'Organisation mondiale de la santé n'hésite plus à qualifier l'obésité d'épidémie tant sa prévalence est importante dans le monde. Les causes de cette maladie sont plurielles mais nos habitudes alimentaires, et notamment notre consommation de sucre, sont directement incriminées.

L'OBÉSITÉ EN CHIFFRES

Dans le monde, 650 millions de personnes souffrent d'obésité selon l'Organisation mondiale de la santé et cette maladie causerait 2,8 millions de morts chaque année. En l'espace de 40 ans, la prévalence de l'obésité a presque triplé à l'échelle globale : une courbe exponentielle qui donne le vertige. La France n'est pas épargnée : dans notre pays, une personne sur deux est en surpoids selon la ligue contre l'obésité et 17 % de la population souffrent d'obésité. Ces chiffres montrent l'ampleur du problème et l'urgence qu'il existe à enrayer cette épidémie.

À QUEL MOMENT DEVIENT-ON OBÈSE ?

L'obésité se définit comme un excès de graisse dans le corps et une modification du tissu adipeux entraînant de graves problèmes de santé. Mais quel est le seuil pour parler d'obésité ? L'Organisation mondiale de la santé, encore elle, considère une personne obèse si son indice de masse corporelle est supérieur à 30. À 40, on parle d'obésité morbide.

LES CAUSES

Les causes de la maladie sont difficiles à établir et les spécialistes s'accordent à dire qu'un ensemble de facteurs mènent à l'obésité. Il existe par exemple des

L'indice de masse corporelle

Bien qu'imparfait, comme nous l'expliquerons plus tard, l'indice de masse corporelle (IMC) permet de calculer la corpulence d'un patient et d'établir un premier diagnostic de la maladie s'il y a lieu. Pour l'obtenir, il suffit de diviser le poids (en kilos) d'une personne par sa taille au carré (en mètres).

INDICE DE MASSE CORPORELLE	DIAGNOSTIC
Moins de 16,5	Dénutrition
Entre 16,5 et 18,5	Maigreur
Entre 18,5 et 25	Corpulence normale
Entre 25 et 30	Surpoids
Entre 30 et 40	Obésité
Au-delà de 40	Obésité massive ou morbide

prédispositions génétiques : un individu a deux à huit fois plus de risques d'être obèse si un membre de sa famille souffre de cette pathologie. Plusieurs équipes françaises de l'Inserm et du CNRS ont d'ailleurs identifié de nombreux gènes impliqués dans la prise de poids. Mais la grande majorité de la communauté scientifique reconnaît que l'obésité est avant tout une maladie sociétale liée au mode de vie occidental, caractérisé par une sédentarité, des apports caloriques importants, notamment en sucre, et une consommation de produits transformés. Et elle entraîne de nombreux problèmes métaboliques dévastateurs comme le diabète, les maladies cardiovasculaires ou l'hypertension.

Plus vite qu'on ne le pense

Dans l'imaginaire collectif, une personne obèse est toujours très imposante, encombrée par des bourrelets qui la rendent incapable de se déplacer facilement. Mais d'un point de vue médical, l'obésité arrive plus vite qu'on ne le pense et se situe souvent bien loin de cette vision caricaturale. Prenez une femme d'1,62 mètres, taille moyenne en France : elle entre dans l'obésité à partir de 79 kilos et n'aura peut-être même pas conscience d'appartenir à cette catégorie.

Le diabète
DE TYPE 2

Le diabète de type 2 est l'une des principales conséquences de l'obésité et d'un régime alimentaire déséquilibré. Il s'agit d'une maladie pernicieuse, car silencieuse pendant de nombreuses années. Ses conséquences sont néanmoins irrémédiables et parfois mortelles.

LE LIEN ENTRE DIABÈTE ET OBÉSITÉ

Le diabète de type 2 est intimement lié à l'obésité : l'augmentation de l'un fait les choux gras de l'autre. Pour preuve, 80 % des personnes obèses sont diabétiques et la plupart des diabétiques sont en surpoids. En 2019, cette maladie concernait 463 millions de personnes sur la planète selon la Fédération internationale du diabète. En France, 4,5 millions d'habitants sont diabétiques et plus d'1 million d'entre eux l'ignorent.

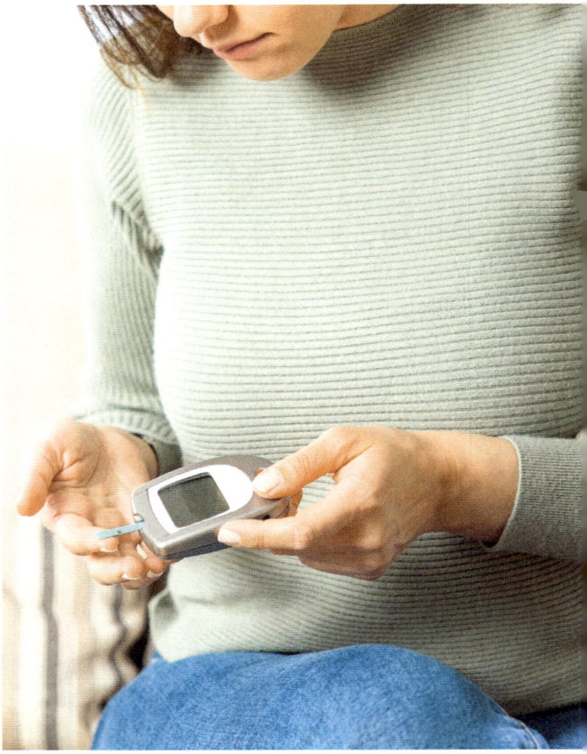

UNE MALADIE LONGTEMPS SILENCIEUSE

Une personne diabétique est bien souvent un malade qui s'ignore, car les effets de la maladie mettent du temps à se manifester. Hélas, il est alors trop tard pour les soigner. Petit rappel : pour réguler le taux de sucre dans le sang, le pancréas sécrète de l'insuline. Mais face à une alimentation trop riche, il ne parvient plus à suivre la cadence. L'insuline devient d'abord de moins en moins efficace, puis le pancréas cesse d'en fabriquer. Ce processus de destruction pouvant être long, le patient ne développe pas immédiatement de symptômes.

Le diabète est parfois diagnostiqué de manière fortuite par une simple prise de sang, souvent tardivement car l'action de l'insuline aura réussi à masquer durablement l'excès de sucre. Mais une fois les cellules du pancréas détruites et la production d'insuline à l'arrêt, le sucre vient endommager de nombreux tissus de l'organisme. Le diabétique est alors contraint de s'administrer régulièrement des piqûres d'insuline pour réguler sa glycémie. Il doit également suivre un régime adapté pour réguler son taux de sucre dans le sang.

LES COMPLICATIONS DÉSASTREUSES

Si le mal reste longtemps silencieux, une fois déclaré, le diabète a des conséquences irrémédiables et très graves sur la santé.

- Il détruit les vaisseaux sanguins et augmente le risque de maladies et d'accidents cardiovasculaires ;
- il détruit les nerfs et augmente le risque de cécité en s'attaquant au nerf optique ;
- il favorise le risque d'amputation en s'attaquant particulièrement aux petits vaisseaux des extrémités du corps. On dénombre 8 000 cas d'amputation par an en France en raison d'un diabète mal contrôlé.

Deux diabètes

Pourquoi parle-t-on de diabète de type 2 ? Parce qu'il existe deux formes de diabète qui ont les mêmes conséquences mais pas la même origine :

- **le diabète de type 1** est une maladie auto-immune qui se déclare généralement dans l'enfance. Des cellules immunitaires attaquent par erreur les cellules saines du pancréas qui ne peuvent plus sécréter d'insuline. Les personnes qui souffrent de diabète de type 1 sont souvent très minces ;
- **le diabète de type 2** se développe plus tard dans la vie. Il est notamment dû à une mauvaise hygiène de vie et à une alimentation trop riche qui engendrent peu à peu une résistance à l'insuline, puis une insuffisance.

La maladie **DU SODA**

La stéatose hépatique non alcoolique est une maladie du foie qui mène à sa destruction. Les autorités incriminent la consommation excessive de produits sucrés et plus particulièrement de sodas, en forte augmentation.

PAS UNE GOUTTE D'ALCOOL

Jean ne boit pas particulièrement d'alcool. Un petit verre de vin pour les grandes occasions, mais c'est tout. Alors quand son médecin lui a diagnostiqué une cirrhose, il n'en revenait pas. D'ordinaire, des foies aussi abîmés s'observent chez des patients gravement alcooliques, mais depuis quelques décennies, un nouveau profil de malades a vu le jour, atteints de ce que l'on appelle la NASH (*Non-Alcoholic SteatoHepatitis*, en anglais) ou stéatose hépatique non alcoolique.

Le foie gras de canard

On connaît depuis longtemps les effets du fructose sur le foie, et pas seulement sur les bancs de la faculté de médecine. Pour gaver les canards et les oies, les producteurs de foie gras utilisent… du maïs ou, en d'autres termes, du fructose !

LA STÉATOSE HÉPATIQUE

La stéatose hépatique est une maladie insidieuse, car longtemps invisible. Les cellules du foie, qui ne contiennent normalement pas ou peu de gras, se remplissent de graisse sous la forme de triglycérides. C'est pour cette raison que l'on nomme également cette pathologie « la maladie du foie gras ». Cet organe devient le siège d'une inflammation qui, au fil du temps, détruit les cellules hépatiques. À terme, c'est la cirrhose, c'est-à-dire la destruction complète des cellules

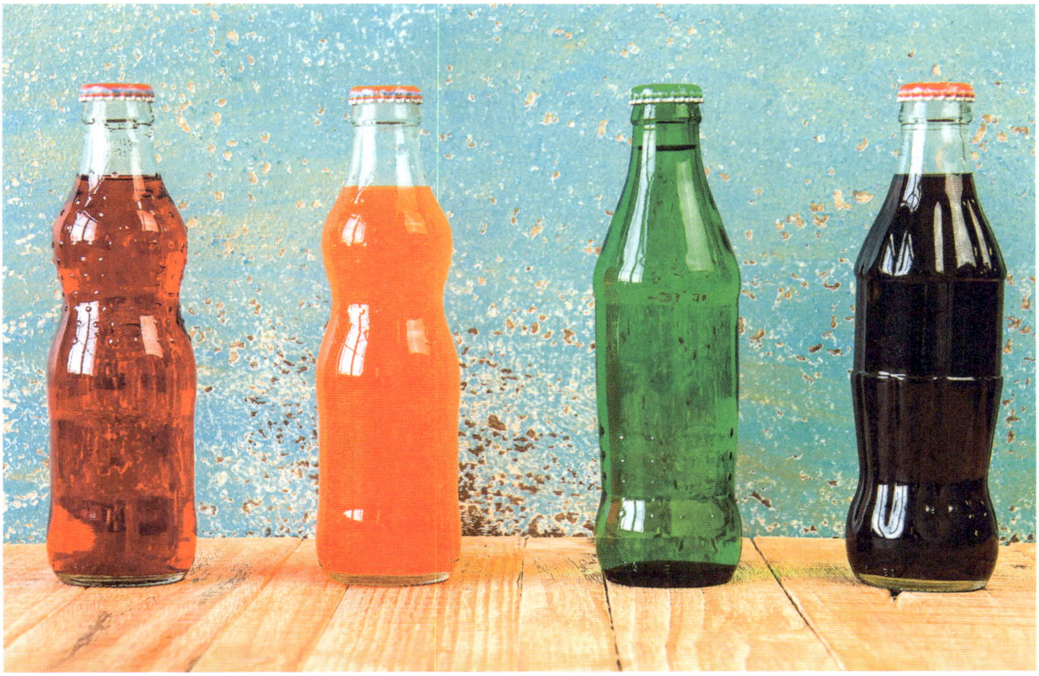

du foie, avec un risque de cancer dû à la prolifération de cellules malignes sur ce terrain de fibrose. L'alcool est connu pour provoquer cet engraissement du foie, mais en dehors de toute consommation excessive, par quoi pourraient être provoqués les mêmes effets ?

LE SIROP DE GLUCOSE-FRUCTOSE

Dans le collimateur des autorités, le sirop de glucose-fructose est directement incriminé. Il se retrouve dans nombre de produits transformés et plus particulièrement dans les sodas. Un peu d'histoire : dans les années 1960, les États-Unis font face à des problèmes d'approvisionnement en sucre avec l'arrivée de Fidel Castro à Cuba et l'embargo mis en place en 1962. Les industriels se tournent alors vers une autre source de sucre, le sirop de maïs, dont les États-Unis ne manquent pas. Il est fabriqué selon un procédé appelé *cracking* : le sucre du maïs est cassé, déstructuré, pour former un sirop composé de molécules de glucose et d'une forte concentration de fructose. Avec son faible coût de production, son fort pouvoir sucrant et son effet conservateur, ce sirop n'a que des avantages... pour les industriels. Pour la santé des consommateurs, c'est tout autre chose !

LE FRUCTOSE À HAUTE DOSE

Le fructose est un sucre qui n'est pas métabolisé de la même manière que le glucose. Sa régulation ne dépend pas de l'insuline et sa consommation n'entraîne pas une augmentation du taux de sucre dans le sang. Il est transporté directement vers le foie et transformé en graisse.

Du fructose, nous en mangeons tous les jours par le biais des fruits ou du miel, sans que cela ne pose problème. En effet, dans un fruit, le fructose est présent en petite quantité et, surtout, il n'arrive pas seul dans notre système digestif mais entouré de fibres qui permettent sa libération de manière beaucoup plus progressive. Le sirop de glucose-fructose, lui, s'apparente à un flot de fructose qui se déverse sur le foie, une avalanche de sucre que cet organe ne peut supporter. En outre, le fructose ne déclenche pas de réponse insulinique à l'origine du sentiment de satiété, l'on aurait donc tendance à en consommer davantage.

LE TOUR DE TAILLE

La stéatose hépatique nous montre une chose : toutes les graisses ne se valent pas. La graisse abdominale, qui entoure les

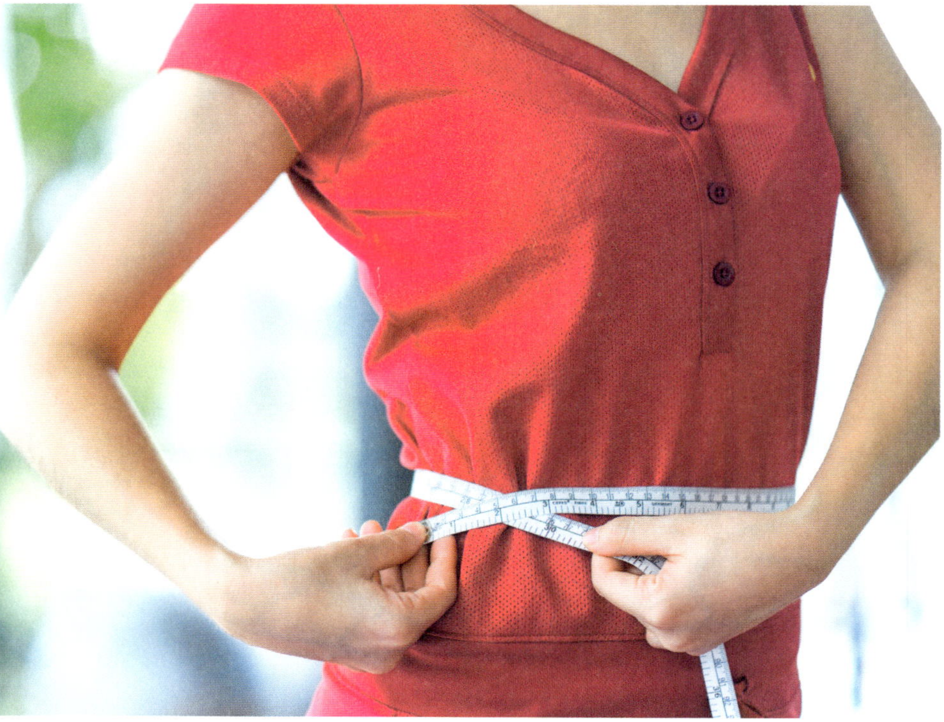

organes vitaux comme le foie, est bien plus dangereuse que celle de la culotte de cheval, qui pourtant nous déplaît tant. L'indice de masse corporelle, évoqué plus haut, constitue un outil incomplet qui ne permet pas de déceler à lui seul un excès de graisse abdominale car, à IMC égal, le surpoids d'une femme peut être réparti différemment entre les fesses, les hanches et le tour de taille. Or, les graisses, selon leur localisation, ne présentent pas le même danger pour les organes. C'est pour cette raison que des médecins militent pour que la mesure du tour de taille devienne un examen de référence dans le diagnostic des maladies métaboliques, au même titre que l'IMC.

Mesurer son tour de taille

Pour mesurer précisément votre tour de taille, munissez-vous d'un mètre de couture et mettez-vous torse nu, pieds joints. Le tour de taille se mesure à la fin d'une expiration normale en plaçant le mètre à mi-distance entre la partie inférieure de la dernière côte et la partie la plus haute de l'os du bassin. Il est élevé s'il est supérieur ou égal à 80 centimètres pour une femme et à 94 centimètres pour un homme.

LA PRISE EN CHARGE DE LA STÉATOSE HÉPATIQUE

Il n'existe aucun médicament capable à ce jour de guérir une stéatose hépatique. À terme, si le patient ne change pas ses habitudes, son foie sera intégralement détruit et il devra recourir à une transplantation, avec la lourdeur que cette intervention comporte, et un fort taux de récidive. Aux États-Unis, la NASH est devenue la première cause de transplantation de foie mais l'espérance de vie après l'intervention reste limitée en raison des autres dégâts importants provoqués par cette maladie, comme l'usure des artères, par exemple.

Un changement radical dans les habitudes alimentaires et l'hygiène de vie des patients demeure donc indispensable pour réduire les effets de la stéatose hépatique sur le foie avant qu'il ne soit trop tard. Cela passe par un régime équilibré, allégé en sucre et en particulier en fructose. La pratique d'une activité physique est également recommandée pour déloger la graisse viscérale délétère.

Maladies cardiovasculaires, AVC, cancer : **LE SUCRE, AUSSI IMPLIQUÉ ?**

La recherche scientifique étudie aujourd'hui le lien entre le sucre et de multiples pathologies, telles que les maladies cardiovasculaires et le cancer. La consommation excessive de sucre est en train d'être reconnue comme un facteur de risque à part entière.

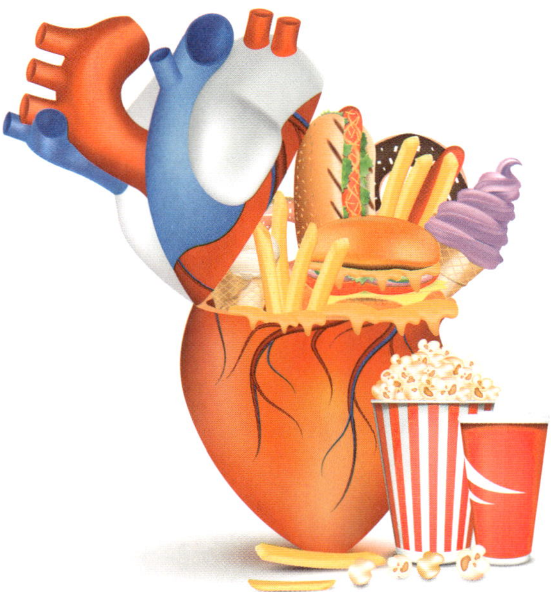

LE SUCRE N'EST PAS L'AMI DE VOS ARTÈRES

Pendant des décennies, la lutte contre le cholestérol a été plébiscitée par les services de cardiologie pour réduire le risque de maladies cardiovasculaires. Mais les efforts s'orientent désormais également vers la réduction de la consommation de sucre, et particulièrement celle de sucres simples. Un excès de glucose irrite en effet les vaisseaux artériels en attaquant leur paroi et constitue donc un facteur de risque par rapport à l'infarctus du myocarde, si les artères du cœur sont endommagées, ou à l'accident vasculaire cérébral, si ce sont les

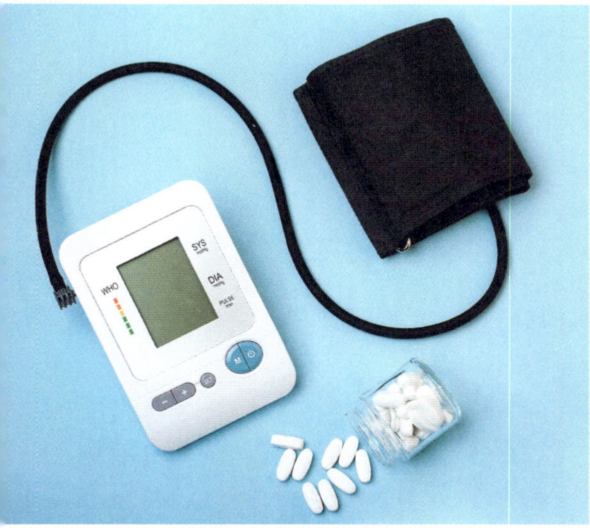

vaisseaux du cerveau. Par ailleurs, le sucre peut faire augmenter la pression artérielle, et l'hypertension est également un facteur de maladies cardiovasculaires.

Les diabétiques le savent bien

La prise en charge des personnes diabétiques permet clairement d'établir un lien entre un excès de sucre dans le sang et l'apparition de maladies cardiovasculaires. Les patients courent en effet un risque accru de développer des pathologies telles que l'hypertension et d'être victimes d'infarctus du myocarde ou d'accidents vasculaires cérébraux. Le phénomène, bien connu, est surveillé par les diabétologues.

QUID DU CANCER ?

Le lien entre sucre et cancer est plus difficile à établir car les causes de cette maladie sont elles-mêmes souvent complexes à définir. L'étude NutriNet-Santé, basée sur le suivi de 100 000 individus sur plusieurs années et sur l'analyse de leur dossier médical et de leurs habitudes nutritionnelles, vient néanmoins d'apporter un nouvel éclairage. Son résultat est sans appel : la consommation globale de sucre, et plus spécifiquement de sucres ajoutés, serait associée à un risque accru de cancer du sein. Forts de ces résultats, les auteurs de l'étude estiment que le sucre doit être ajouté à la liste des facteurs de risque évitables.

L'ENNEMI DE NOTRE CERVEAU ?

La recherche en est encore à ses balbutiements en la matière, mais des équipes étudient le lien entre consommation de sucre et maladies dégénératives. La maladie d'Alzheimer, par exemple, n'a pas de cause précise. Elle est la conséquence de multiples facteurs de risque et l'alimentation pourrait être l'un d'eux. Avec l'augmentation récente de la consommation de sucre dans le monde, la question de son impact sur le cerveau se pose légitimement. L'une des pistes étudiées par les chercheurs est qu'elle favoriserait l'accumulation des plaques amyloïdes que l'on retrouve autour des neurones des malades d'Alzheimer. Mais la recherche scientifique a encore beaucoup à découvrir sur les effets du sucre sur notre organisme.

COMPRENDRE

Plus qu'une simple HISTOIRE DE CALORIES

Le sucre, moins calorique que la graisse, a longtemps été privilégié dans notre alimentation. Mais cette vision quantitative a montré ses limites dans la mesure où elle n'intègre pas la complexité du processus digestif et de l'assimilation des nutriments. Une autre approche plus qualitative existe, basée sur l'index glycémique.

Les calories, UTILES MAIS TROMPEUSES

Les calories nous renseignent sur l'énergie que nous apporte un aliment. Cette unité de mesure permet de comparer les produits et de contrôler sa prise de poids, mais elle connaît ses limites : la digestion est bien plus complexe que ne le laisse entendre cet indicateur.

HISTOIRE DE LA CALORIE

À l'origine, ce n'est pas en cuisine que l'on trouve la calorie, mais dans les laboratoires de physique. Au début du XIXe siècle, un scientifique crée cette unité de mesure pour quantifier la chaleur. Une calorie correspond à la quantité de chaleur nécessaire pour élever d'un degré la température d'un gramme d'eau. Mais jugée incertaine, elle ne s'est jamais imposée, les scientifiques lui préférant le joule.

À la fin du XIXe siècle pourtant, un chimiste américain, Wilbur Olin Atwater, a l'idée d'utiliser la calorie comme unité de mesure permettant de déterminer l'énergie contenue dans un aliment. Pour cela, il brûle différents types d'aliments dans une cuve immergée d'eau, la bombe calorimétrique, et mesure l'augmentation de la température de l'eau par la combustion de ces différentes matières. Il détermine qu'1 gramme de glucides, comme de protéines, contiendrait 4 calories, tandis qu'1 gramme de lipides équivaudrait à 9 calories.

Merci le microbiote !

Les fibres alimentaires sont résistantes à la digestion : nos enzymes ne sont pas capables de les fragmenter pour leur permettre de passer la barrière intestinale et de nous fournir de l'énergie. Néanmoins, nos bactéries intestinales, elles, en sont friandes et parviennent à en digérer une partie, ce qui produit de l'énergie. Merci pour le coup de pouce !

LES 5 CALORIES QUI FONT LA DIFFÉRENCE

En suivant cette logique, à quantité d'aliment égale, un individu ingère plus d'énergie en consommant des lipides (9 calories au gramme) que des glucides (4 calories au gramme). En s'appuyant sur ces conclusions, nous avons eu tendance à manger plus de glucides et moins de lipides pour contrôler notre poids, avec les conséquences déjà évoquées.

UN MÉCANISME COMPLEXE

Le problème, c'est que le corps n'est pas une chaudière : nous ne brûlons pas les aliments, nous les digérons. La digestion est un mécanisme complexe où plusieurs variables entrent en jeu dans l'assimilation des aliments. Prenons l'exemple d'une orange : le sucre qu'elle contient ne sera pas assimilé de la même manière par l'organisme selon que nous la mangions sous forme liquide ou solide. Dans le premier cas, il sera rapidement digéré ; dans le second, les fibres de l'orange ralentissant le processus digestif, il le sera beaucoup plus lentement. Or, selon certains spécialistes, l'énergie nécessaire à la digestion peut utiliser 5 à 25 % des calories contenues dans un repas. Il apparaît donc indispensable de ne pas tenir compte seulement du nombre de calories des aliments, mais également des nutriments qu'ils renferment et de la façon dont ils sont cuisinés. Ces différentes variables pourront influencer l'assimilation du sucre et la prise de poids, comme nous le verrons dans la partie « Agir ».

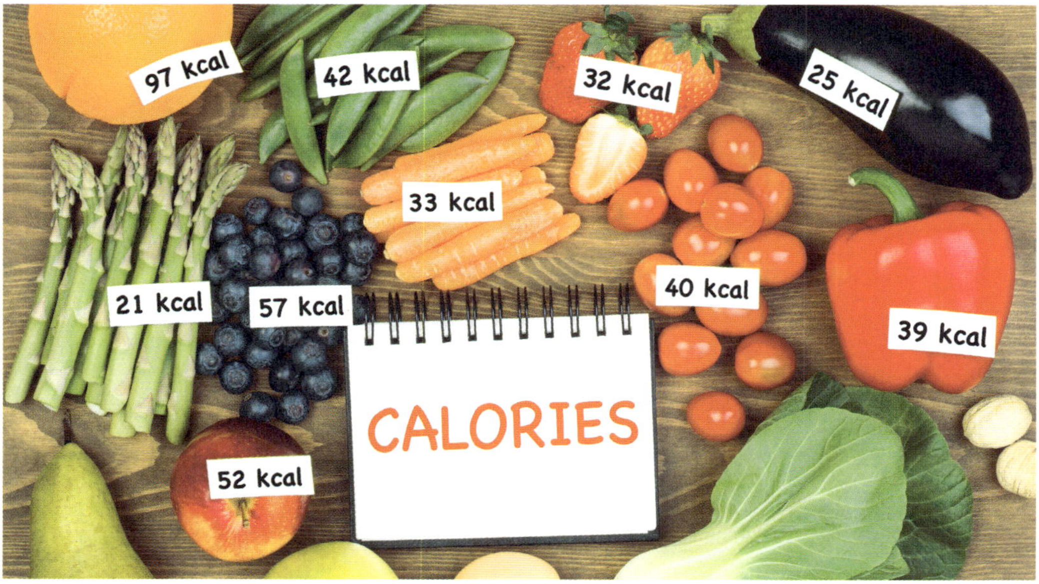

Toutes les calories
NE SE VALENT PAS

En considérant la calorie comme le diapason de notre alimentation, nous avons oublié l'importance de la qualité des aliments et effectué de mauvais choix.

UNE BANANE OU UNE BARRE CHOCOLATÉE ?

Un exemple vaut parfois mieux qu'un long discours : comparons une banane et une barre chocolatée industrielle. Les deux produits possèdent le même nombre de calories, à peu près 120, mais absolument pas les mêmes qualités nutritionnelles. La banane est un cocktail de nutriments : en la mangeant, vous ingérez une bonne dose de vitamines B et C, du potassium, du magnésium, du cuivre, du phosphore et du fer, indispensables à l'organisme et que le corps ne peut fabriquer. En comparaison, que trouve-t-on dans une barre chocolatée ? Très peu de minéraux et de nutriments, dénaturés par le mode de fabrication de ce produit ultra-transformé : le *cracking*. En la consommant, vous venez donc d'absorber des calories vides.

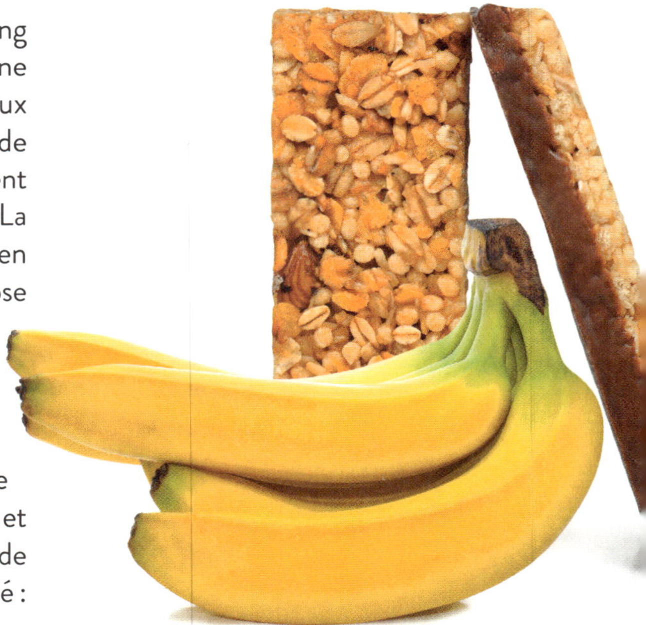

LES CALORIES VIDES

Où trouve-t-on ces calories vides ? Comme souvent, dans les supermarchés, dans la catégorie des produits ultra-transformés. Il s'agit des chips, des sodas, de l'alcool, des *donuts*, du ketchup ou encore des pizzas industrielles : des aliments souvent riches en glucides et en lipides, mais pauvres en nutriments essentiels.

UNE QUESTION DÉBATTUE

Avant d'exposer une approche différente de l'alimentation qui ne soit plus basée sur les calories, nous devons tout de même vous préciser que cette question est loin d'être tranchée parmi les nutritionnistes. Toute une branche de spécialistes reste attachée à la balance énergétique. Selon eux, la prise de poids s'explique principalement par un déséquilibre entre le nombre de calories absorbé et dépensé. D'autres nutritionnistes, dont nous partageons l'avis, pensent que le décompte calorique est loin d'être une indication suffisante pour mesurer la qualité de l'alimentation. Si l'on grossit, c'est parce que certains aliments que nous ingérons déséquilibrent notre organisme et notamment notre production d'hormones, comme l'insuline, ce qui engendre un stockage des graisses.

Lulu Hunt Peters

Au début du siècle dernier, la nutritionniste Lulu Hunt Peters a popularisé les régimes se basant sur le calcul des calories. Dans son livre *Diet and Health*, paru en 1918, elle explique que restreindre le nombre de calories absorbé constitue le meilleur moyen pour perdre du poids, mais n'accorde aucune importance à la qualité des aliments. Un siècle plus tard, cette théorie a la vie dure.

Nutriments essentiels

On appelle nutriments essentiels toutes les vitamines, minéraux et oligo-éléments indispensables au bon fonctionnement de l'organisme et qu'il ne peut fabriquer. Ils doivent être ainsi puisés dans l'alimentation, d'où l'importance de consommer des produits variés et de qualité pour multiplier les sources d'approvisionnement.

L'index et la charge GLYCÉMIQUE

Face aux limites de l'approche calorique, il existe une autre façon de contrôler les effets de ce que nous consommons, et en particulier des glucides, sur notre organisme. Pour cela, l'index et la charge glycémique sont des notions fondamentales.

L'INDEX GLYCÉMIQUE

Nous devons la notion d'index glycémique au professeur David J. Jenkins. Avec son équipe de la faculté de médecine de Toronto, ce chercheur en nutrition souhaitait développer un outil qui permettrait d'équilibrer le diabète par l'alimentation. Voyant que ni la distinction entre sucres lents et rapides, ni le décompte calorique ne fonctionnaient, il eut l'idée de raisonner d'un point de vue physiologique, en observant les effets des glucides sur l'organisme. Il chercha ainsi à quantifier la vitesse à laquelle les sucres présents dans un aliment étaient assimilés par le corps, ainsi que le taux d'insuline sécrété au contact de ces sucres. En 1981, il publiait le fruit de ses recherches : l'index glycémique (IG) était né.

IG *bas, moyens et élevés*

L'index glycémique se mesure sur une échelle allant de 0 à 100 :

- **au-dessous de 55**, votre aliment possède un faible index glycémique : le glucose qu'il contient sera assimilé lentement par l'organisme ;
- **entre 55 et 70**, vous êtes face à un index glycémique modéré : le glucose qu'il contient sera assimilé à vitesse moyenne par l'organisme ;
- **au-dessus de 70**, il s'agit d'un aliment à fort index glycémique : le glucose qu'il contient sera assimilé rapidement par l'organisme.

QUELQUES SURPRISES

L'index glycémique permet d'identifier les aliments favorisant une assimilation très lente du glucose, qui ne font pas monter la glycémie brutalement dans le sang ou, au contraire, ceux qui, ayant un fort pouvoir glycémiant, induisent une production d'insuline forte et rapide. Ces derniers sont à éviter puisqu'à long terme, ils peuvent induire une résistance de nos cellules à l'insuline et fatiguer notre pancréas. Les chercheurs ont parfois été surpris des résultats obtenus grâce à l'index glycémique : ils ont ainsi découvert que la baguette de pain blanc, traditionnellement considérée comme un sucre à diffusion lente dans l'organisme, avait en réalité un index glycémique très élevé, supérieur à 80, donc comparable au sucre blanc.

LE CALCUL EN LABORATOIRE

Ne cherchez pas à calculer vous-même l'index glycémique d'un produit, c'est impossible. Ces calculs sont effectués en laboratoire. Pour cela, du glucose pur est administré à des volontaires pour mesurer leur glycémie et attribuer à ce résultat la valeur référence la plus élevée, à savoir 100. On peut ensuite reproduire la même expérience pour comparer la glycémie d'autres substances.

Et le fructose ?

Il existe tout de même une limite à l'index glycémique, c'est qu'il ne se révèle pas un bon indicateur pour les aliments riches en fructose qui, nous l'avons vu, n'est pas métabolisé comme le glucose et ne fait pas augmenter la glycémie. En conséquence, les produits à forte teneur en fructose auront un index glycémique bas, pourtant, en abuser peut-être délétère pour notre organisme.

LA CHARGE GLYCÉMIQUE

La charge glycémique est un outil complémentaire à l'index glycémique. Ce dernier renseigne en effet sur la qualité des glucides et leur pouvoir glycémiant, mais pas sur la quantité de glucides contenue dans l'aliment. La charge glycémique permet de lier ces deux notions. Elle s'obtient en multipliant l'index glycémique d'un aliment par la quantité de glucides contenu dans l'aliment, puis en divisant le tout par 100. En dessous de 10, la charge glycémique est basse ; entre 11 et 19, elle est modérée ; supérieure à 20, elle est très élevée.

Tableau des index **GLYCÉMIQUES**

Comment privilégier la consommation d'aliments à faible index glycémique ? En la matière, il n'y a pas toujours d'indice ou d'évidence. Voici un tableau pense-bête pour vous aider à faire les bons choix.

ALIMENTS À FAIBLE INDEX GLYCÉMIQUE

- Abricot sec
- Aubergine
- Avocat
- Betterave crue
- Carotte crue
- Cerise
- Chocolat noir
- Citron
- Fruits oléagineux
- Haricot blanc
- Lentille
- Mandarine
- Moutarde
- Oignon
- Olive
- Orange
- Pamplemousse
- Poireau
- Pomme
- Prune
- Quinoa
- Radis
- Salsifis
- Tofu
- Tomate
- Yaourt

ALIMENTS À INDEX GLYCÉMIQUE MOYEN

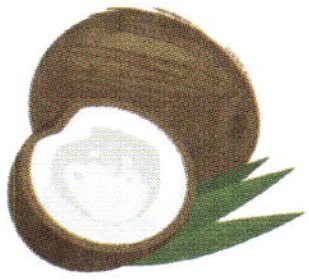

- Carotte cuite
- Litchi
- Maïs
- Mangue
- Noix de coco
- Patate douce
- Pâtes et riz complets
- Petits pois
- Pruneaux
- Riz complet brun
- Seigle intégral

ALIMENTS À INDEX GLYCÉMIQUE ÉLEVÉ

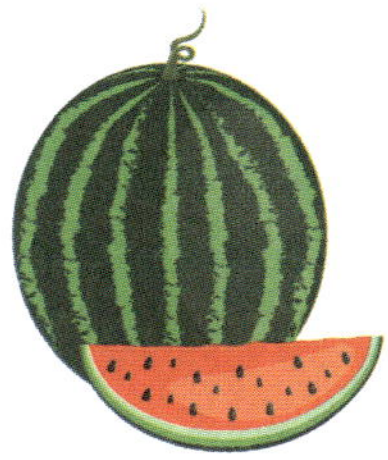

- Bière
- Biscuit
- Chips
- Datte
- Melon
- Miel
- Navet cuit
- Pain blanc
- Pastèque
- Pâtes blanches
- Polenta
- Pomme de terre
- Pop-corn
- Potiron
- Soda

La liste ne peut être exhaustive et sachez que l'index glycémique d'un même aliment peut varier selon son mode de préparation, comme nous le verrons dans la partie « Agir ».

Faux sucres, **FAUX AMIS**

Pour limiter notre consommation de sucre tout en gardant le plaisir gustatif qu'il procure, il est tentant de succomber aux édulcorants. Pourtant, ces substances n'ont pas prouvé leur efficacité pour contrôler la prise de poids. Plus grave, elles pourraient présenter un danger pour la santé et favoriser l'apparition de maladies telles que le diabète.

LES ÉDULCORANTS DANS NOTRE QUOTIDIEN

De la petite sucrette dans le café matinal au soda *light* pour étancher sa soif, en passant par les médicaments pour la toux ou les antidouleurs, les édulcorants ont envahi notre quotidien. Il existe de plus en plus de produits contenant ces sucres de substitution et, sur le papier, ils n'auraient que des qualités et permettraient de manger sucré sans se soucier des calories ingérées.

INEFFICACE SUR LA PERTE DE POIDS ET LE DIABÈTE

Malgré de nombreuses études sur le sujet, les édulcorants n'ont pas prouvé leur efficacité pour perdre du poids. Une partie de la communauté scientifique met même en

Deux grandes familles

Sorbitol, mannitol, xylitol, aspartame, saccharine, sucralose : les sucres de substitution ne manquent pas. On les classe en deux familles :

- **les édulcorants de charge :** ils n'ont pas un pouvoir sucrant très intense mais sont moins caloriques que le sucre traditionnel, puisqu'ils ne contiennent que 2 calories au gramme contre 4 pour le sucre. Exemples : sorbitol, mannitol, lactitol ;
- **les édulcorants intenses :** ils ont un fort pouvoir sucrant, 100 à 600 fois supérieur à celui du sucre, mais sont très peu caloriques. Exemples : aspartame, saccharine.

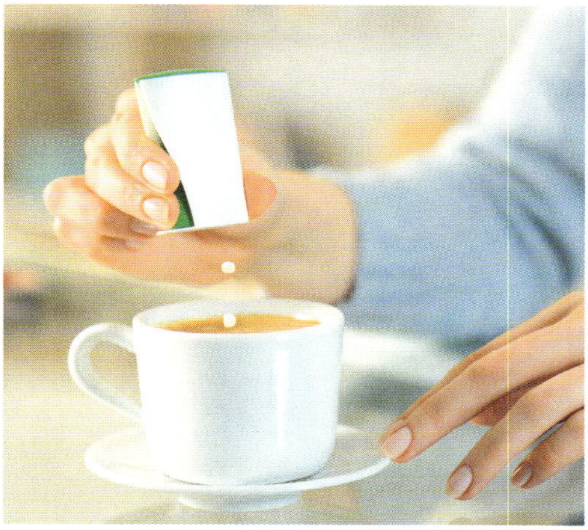

garde les consommateurs contre les sucres de substitution, accusés d'augmenter le risque d'obésité et de diabète. Bien qu'il soit difficile d'établir un lien de cause à effet, les chercheurs développent des hypothèses de plus en plus sérieuses sur les mécanismes délétères des édulcorants :

- ils ne déclenchent pas le même sentiment de satiété que le sucre. Ainsi, l'on ne se sent pas rassasié et l'on ingère par ailleurs plus de calories ;
- ils entretiennent notre goût pour le sucre, ce qui, par la suite, nous mène à privilégier des produits sucrés ;
- ils dérèglent notre microbiote intestinal, ce qui pourrait favoriser une plus rapide assimilation du glucose et diminuer la présence des bonnes bactéries qui nous protègent des maladies métaboliques ;
- ils influent tout de même sur la sécrétion d'insuline, ce qui pourrait, à terme, favoriser le développement de diabète.

L'aspartame

C'est sans doute le plus contr des édulcorants, qu'une partie la communauté scientifique lie notamment à des pathologies comme le cancer. Et son histoire est aussi sulfureuse que sa réputation. Créé dans les années 1960 à Chicago par le laboratoire Searle, l'aspartame est à l'origine développé en tant qu'anti-ulcère. Mais le produit ayant un pouvoir sucrant 200 fois plus important que le sucre, le laboratoire prend rapidement conscience de ses possibles débouchés économiques au-delà de l'industrie pharmaceutique. À l'époque, la FDA, l'agence du médicament américaine, estime néanmoins que trop de doutes persistent sur le produit et commande même, à la fin des années 1970, une enquête sur de fausses données qui auraient été transmises par le laboratoire. En 1984, l'aspartame est pourtant commercialisé sans aucune précaution supplémentaire. Entre-temps, le président Ronald Reagan, arrivé au pouvoir, a fait le ménage dans la direction de la FDA. En 1985, la sulfureuse entreprise de pesticides Monsanto rachète le laboratoire Searle. Depuis, l'aspartame fait toujours couler autant d'encre.

AGIR

Suivre LES RECOMMANDATIONS

Allez, c'est décidé, vous êtes déterminé à diminuer votre consommation de sucre ! Mais comment vous y prendre ? Vous devez commencer par vous fixer des objectifs et apprendre à reconnaître les sucres contenus dans votre alimentation. Pour cela, pas de panique ! Les autorités de santé et certains outils sont là pour vous aider.

Les recommandations **DE SANTÉ**

Quelle est la quantité de sucre journalière recommandée ? Une question simple dont la réponse varie pourtant selon les autorités sanitaires. Une chose est sûre : notre consommation dépasse souvent de loin les différentes préconisations.

UN SUCRE APRÈS L'AUTRE

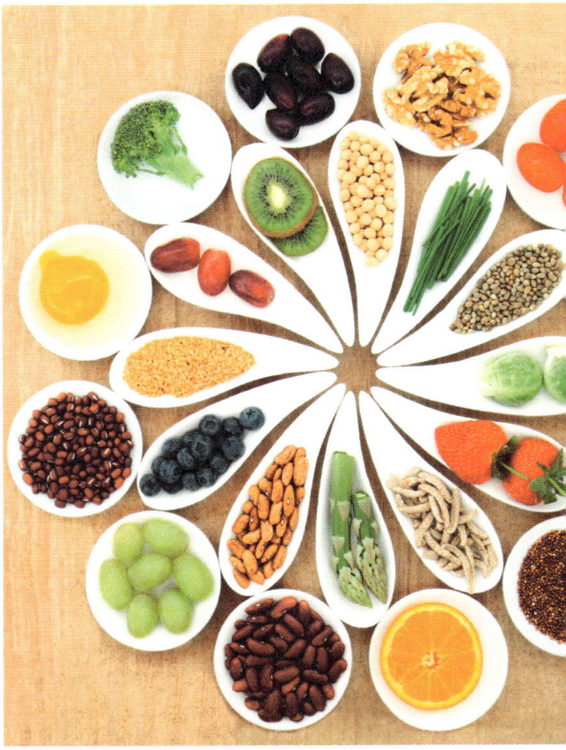

Bip, bip, bip ! Votre réveil sonne et le décompte peut commencer. Avec votre café du matin, un petit morceau de sucre en apparence anodin : 5 grammes au compteur. Et le miel sur votre tartine ? 10 grammes de plus. La matinée passe difficilement au bureau mais vous tenez bon parce qu'à la cantine, ce midi, vous savez qu'il y aura des smoothies et vous les adorez. Sauf que, aïe, c'est encore 40 grammes de sucre pour ce cocktail vitaminé. À 16 h, petit coup de mou, mais vous avez dans votre tiroir deux petits carrés de chocolat pour vous rebooster : 10 grammes de sucre. Le soir vous êtes exténué, alors vous vous faites livrer des sushis : 10 grammes de sucre (le riz vinaigré des sushis est sucré). En y repensant, votre journée n'a rien d'une orgie, mais vous avez

Journal de bord

Une première astuce pour vous aider à limiter votre consommation de sucre : la quantifier. Pour cela, il vous suffit de remplir un journal de bord. Pendant une semaine, notez votre consommation de sucre à chaque repas et collation, puis faites les comptes. Vous risquez d'être surpris du résultat. Cette prise de conscience sera nécessaire pour vous aider à appliquer le plan d'action des chapitres suivants.

consommé 75 grammes de sucres. Nous parlons ici uniquement des sucres ajoutés dans l'alimentation et présents dans les jus de fruits, les sirops et le miel, et dont les effets à haute dose sont délétères sur notre santé.

Il est difficile d'estimer la consommation des Français, mais, selon plusieurs enquêtes alimentaires, un adulte ingérerait en moyenne 50 grammes de sucre par jour et près de 95 à 100 grammes de sucres toutes catégories confondues – sucres ajoutés, jus de fruits, sucres naturellement présents dans les fruits, les légumes et le lactose de lait.

25 GRAMMES PAR JOUR

Mais quelle est la dose journalière recommandée qui ne soit pas délétère pour notre santé ? La réponse des instances sanitaires diffère car elles ne considèrent pas les sucres de notre alimentation de la même manière. L'Agence nationale de sécurité sanitaire de l'alimentation (Anses) préconise de ne pas dépasser 100 grammes de sucre par jour, incluant dans ce nombre les sucres naturellement présents dans les fruits et les légumes, ce qui est difficile à quantifier. De plus, le sucre des fruits et des légumes consommés entiers (non en jus) n'a pas les mêmes effets sur notre organisme que les sucres ajoutés. Pour ces raisons, nous préférons la définition de l'Organisation mondiale de la santé, qui préconise de limiter les sucres ajoutés ainsi que les sirops, les jus de fruits et le miel à 10 % de nos apports journaliers. L'organisme a même revu dernièrement sa copie pour tendre vers 5 %. Pour un adulte consommant près de 2 000 calories par jour, cela représente donc 25 grammes de sucre par jour. Nous en consommons donc plus du double : il reste du chemin à parcourir...

Décoder les étiquettes ALIMENTAIRES

Pour éliminer les sucres ajoutés de notre alimentation, encore faut-il savoir où ils se cachent. Les étiquettes des aliments ne sont pas toujours simples à décoder, mais voici quelques clés pour décrypter la composition des produits vendus en supermarché.

LA LISTE DES INGRÉDIENTS

C'est la première indication à regarder sur le produit : elle est obligatoire et surtout exhaustive. Précision importante, les ingrédients y sont listés par ordre décroissant en fonction de l'importance qu'ils occupent dans la composition du produit. Ainsi, lorsque le sucre apparaît dans les premiers items, vous savez qu'il est présent en grande quantité.

LE TABLEAU DES VALEURS NUTRITIONNELLES

Voici la bible du nutritionniste ! Il s'agit également d'un étiquetage obligatoire qui renseigne le nombre de calories du produit et la quantité de nutriments qu'il renferme. Les valeurs se déclinent pour 100 grammes, ce qui vous permet de comparer plus facilement entre eux deux produits d'une même catégorie. Attention, les quantités peuvent également être indiquées par portion, comme un bol de céréales de 30 grammes, ce qui rend la comparaison plus difficile. Il est donc toujours préférable de se référer à la colonne des 100 grammes.

À retenir

La mention « sans sucres ajoutés » vous garantit que le producteur n'a ajouté aucun sucre dans son produit, mais cela ne veut pas dire que le produit en est dénué pour autant. Il y reste tous les sucres naturellement présents, comme celui des fruits.

DÉCLARATION NUTRITIONNELLE	POUR 100 G	2 BISCUITS (Soit env. 11 g)
Valeur énergétique	1779 kj / 422 kcal	195 kj / 46 kcal
Matières grasses dont acides gras saturés	9,8 g 4,3 g	1,1 g 0,5 g
Glucides dont sucres	72,1 g 24,6 g	7,9 g 2,7 g
Fibres alimentaires	1,7 g	0,2 g
Protéines	10,4 g	1,1 g

Dans ce tableau, décrivant une partie des qualités nutritionnelles d'un biscuit, deux lignes nous intéressent.

- **« Glucides » :** il s'agit de l'ensemble des sucres présents dans l'aliment. Cette catégorie inclut donc des sucres complexes tels que l'amidon, présent dans la farine, les pâtes ou les pommes de terre.
- **« Dont sucres » :** c'est la mention à scruter avec attention car elle indique les sucres simples : le glucose, le fructose et le saccharose. Ils peuvent être naturellement présents dans le produit, comme dans les fruits d'une compote, mais il peut s'agir également de sucres que l'industriel a ajoutés dans la préparation pour lui donner plus de saveur : les fameux sucres cachés, qu'il faut bannir de son alimentation. Ce biscuit contient près de 25 grammes de sucres simples pour 100 grammes d'aliment, ce qui équivaut à la dose journalière recommandée par l'Organisation mondiale de la santé !

ATTENTION AUX ALLÉGATIONS SANTÉ DES ÉTIQUETTES

Elles fleurissent sur les paquets : « à teneur réduite en sucre », « allégé en sucre », « *light* » : ces allégations ne sont pas des obligations légales mais des slogans marketing pour favoriser les ventes. Si elles demeurent encadrées par la loi et par la répression des fraudes qui veillent à leur véracité, elles ne signifient pas que le produit est pauvre en sucre : un produit allégé en sucre doit contenir 30 % de sucre en moins que ses équivalents non allégés vendus sur le marché. Il peut donc rester très sucré si le produit de référence l'était déjà.

Le saviez-vous ?

Glucose, fructose, dextrose, maltose, saccharose, galactose, maltodextrine, mélasse, sirop de riz brun, sirop de maïs ou malt d'orge : derrière ces noms barbares se cache… du sucre ! Il existe plus d'une cinquantaine d'appellations pour le désigner. Des noms compliqués dont abusent les industriels pour tenter de dissimuler l'ajout de sucre dans leurs produits. Petite astuce : quand le mot se termine par « ose », il y a de grandes chances qu'il désigne du sucre.

Noter
LES ALIMENTS

Si le décodage des étiquettes vous rebute, il existe des algorithmes qui se proposent de le faire à votre place : le Nutri-Score de Santé publique France ou des applications comme Yuka. Mais quelles sont leurs grilles de notation et sont-ils efficaces dans leur évaluation des glucides ? Avant de vous y fier les yeux fermés, examinons les dessous de ces systèmes.

LE NUTRI-SCORE, UNE PASSION FRANÇAISE

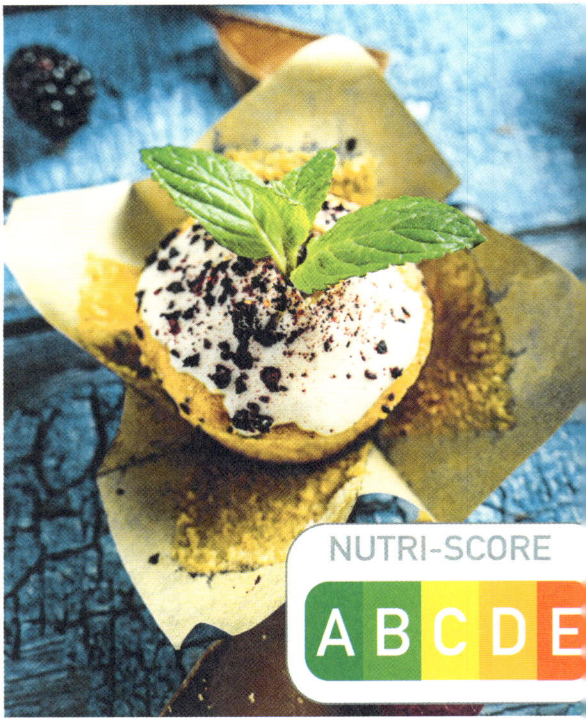

Après des années de tractations et de controverses avec les industriels, les scientifiques et les associations de consommateurs, le Nutri-Score a été mis en place pour la première fois en 2017 par Santé publique France. Il a depuis été adopté par d'autres pays européens comme la Belgique ou les Pays-Bas, et pourrait s'étendre à l'échelle européenne. Si ce système de notation alimentaire a dès le départ déchaîné les passions, c'est parce qu'il représente un enjeu économique de taille pour l'ensemble du secteur agroalimentaire et une belle promesse pour le consommateur. Imaginez pouvoir choisir sans l'ombre d'une hésitation un produit sain plutôt qu'un autre avec une simple lettre ! Finies les prises de tête devant les étiquettes, le Nutri-Score vous montre la voie. Et pas de conflit d'intérêts en vue puisque le système a été conçu par un collège de scientifiques indépendants, soucieux de notre santé et de notre espérance de vie.

COMMENT ÇA MARCHE ?

Le Nutri-Score est un logo apposé sur l'avant de l'emballage d'un produit et qui informe sur ses qualités nutritionnelles. Les notes vont de A, la meilleure, représentée en vert foncé, à E, la moins bonne, en rouge. Chaque produit est étudié, pour 100 grammes ou 100 millilitres, par un algorithme prenant en compte deux paramètres : d'une part, les nutriments et aliments favorables à l'organisme tels que les fibres, les protéines, les fruits, les légumes, les légumineuses, l'huile de colza, de noix ou d'olive ; de l'autre, les nutriments et aliments à limiter comme le sucre, le sel ou les graisses saturées. À première vue, rien de plus simple : mangez du A et vous resterez en bonne santé.

Les Chocapic® de la discorde

C'est une campagne marketing qui a dérangé de nombreux observateurs de l'alimentation. En 2020, Nestlé annonçait que ses céréales Chocapic® obtenaient la note B au Nutri-Score : « Les céréales Chocapic® abordent fièrement un Nutri-Score B », peut-on lire sur leur site. Pour obtenir ce score, l'industriel a opté pour de la farine complète considérée comme un aliment à privilégier. Pourtant, ces céréales contiennent du sucre, et même beaucoup de sucre, notamment sous la forme de sirop de glucose : dans 100 grammes de Chocapic® se trouve l'équivalent de 25 grammes de sucre, les recommandations journalières de l'OMS !

PAS SI SIMPLE

Néanmoins, comme vous l'aurez compris, rien n'est simple en matière d'alimentation et certains spécialistes pointent les limites du Nutri-Score :

- les notes sont utilisées pour comparer des aliments appartenant à la même catégorie et non l'ensemble des aliments entre eux. Par exemple, une note B attribuée à des chips ne signifie pas qu'elles sont bonnes pour la santé, mais qu'elles le sont comparativement aux autres chips du rayon. Or cette règle n'est pas connue du grand public ;
- il n'est pas obligatoire : les industriels ne sont en aucun cas tenus de l'indiquer. Résultat : près de la moitié des références du Nutri-Score concerne les notes A et B ;

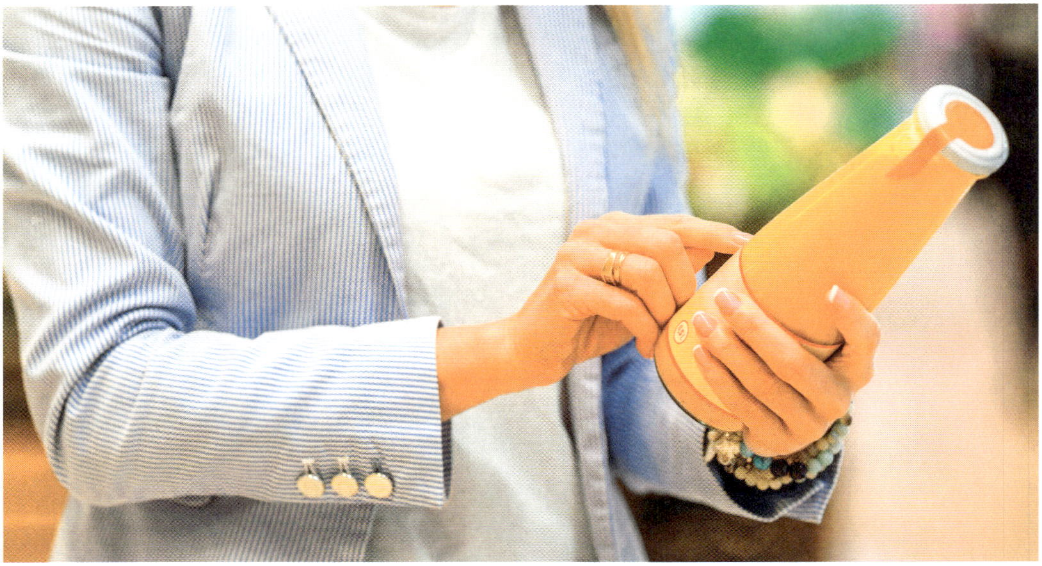

• il est calculé sur une valeur de 100 grammes ou de 100 millilitres. Or, ce parti pris n'a pas de réalité par rapport à la consommation effective de produits comme de l'huile. Certains spécialistes pensent ainsi qu'il faudrait adapter le calcul à la ration de base de l'aliment ;
• il ne prend pas en compte le degré de transformation de l'aliment, et c'est sans doute le plus grand bémol, car il peut ainsi attribuer une note tout à fait satisfaisante à un produit ultra-transformé. Or, nous l'avons vu, le fructose présent dans un fruit ne sera en aucun cas assimilé comme celui présent dans un soda ;
• il ne prend pas en compte la présence d'additifs ;
• il ne prend pas en compte le mode de production du produit (bio, par exemple), ni son coût écologique.

ET LES APPLICATIONS DE NOTATION ?

D'autres organismes privés se proposent de noter les aliments avec leurs propres algorithmes. Yuka revendique aujourd'hui 25 millions d'utilisateurs, qui font confiance à la célèbre application pour les aider à mieux manger. Mais comment sont notés les produits ? Yuka se fonde à 60 % sur la note du Nutri-Score. La base reste donc la même. Elle module ensuite cette note avec la présence ou non d'additifs et l'origine du produit (bio, Label rouge, etc.).

« J'ai dit stop **AU SUCRE** »

Ils adoraient les gâteaux, les glaces et le chocolat. Ils étaient toujours partants pour un petit dessert, mais, pourtant, ils ont décidé d'opter pour un régime sans sucre. Des spectateurs de l'émission Allo Docteurs nous livrent leurs impressions.

Quel a été pour vous le déclic ?

FABIENNE, 42 ANS

« J'ai pris 10 kilos entre mes 30 et mes 40 ans. Sans être obèse, je ne me sentais plus bien dans mes vêtements et moins énergique. J'ai ressenti l'envie de perdre du poids et, pour moi, c'était clair : je savais que je devais manger moins de sucre, car j'adore ça et j'avais tendance à en consommer plus que de raison ! »

Quel a été votre régime sans sucre ?

GÉRALDINE, 60 ANS

« Ne pas manger de glucides, c'est impossible et ce n'est pas souhaitable non plus. Il faudrait éliminer tous les féculents, les fruits, mais aussi les légumes de notre alimentation. Je me suis donc efforcée de ne plus consommer de sucres ajoutés, en arrêtant notamment les jus de fruits. »

Cela a-t-il été dur, au début ?

PAUL, 65 ANS

« Au début, c'est un véritable sevrage : le corps nous réclame du sucre. Mais le goût finit par s'adapter et, très vite, j'ai trouvé délicieux et beaucoup plus sucrés qu'avant les fruits que je mangeais. L'autre difficulté, c'est qu'il faut tout cuisiner soi-même et que je suis loin d'être un cordon-bleu ! J'ai dû renoncer à tous les produits transformés. »

Quel bilan tirez-vous de cette expérience ?

SARAH, 38 ANS

« J'ai perdu 6 kilos sans me priver – d'autre chose que de sucre, j'entends ! Je n'en retire donc que du positif, parce que je ne me considère plus au régime. Je me sens également mieux dans mon corps et j'ai l'impression de prendre soin de ma santé : et ça, c'est un moteur sur la durée. »

AGIR

Objectif ZÉRO SUCRE

Zéro sucre dans son alimentation, voici l'objectif de ce chapitre. Pour cela, nous allons vous présenter différents régimes qui tendent à limiter drastiquement les glucides. Prudence, toutefois : si ces régimes peuvent s'avérer de bons plans d'attaque pour changer ses habitudes, sur le long terme, rien ne remplace une alimentation équilibrée pour rester en bonne santé.

Le régime **CÉTOGÈNE**

Popularisé dans les années 1970 par le médecin américain Robert Atkins, le régime cétogène consiste à réduire drastiquement ses apports de glucides sans se priver de lipides pour perdre du poids. Une promesse qui a fait couler beaucoup d'encre en allant à l'encontre des recommandations diététiques traditionnelles.

VOUS REPRENDREZ BIEN UN PEU DE BACON ?

Imaginez déguster des œufs et du bacon à volonté, mais également du comté, des noix ou des amandes sans restriction. *A priori*, impossible de faire attention à sa ligne en mangeant ces aliments... Pourtant, c'est ce que vous promet le régime cétogène. En effet, il se base, non pas sur une restriction calorique, mais sur une réduction drastique des glucides au profit des matières grasses. Mais, avec 9 calories par gramme pour les lipides, contre 4 pour les glucides, comment est-il possible de perdre du poids ?

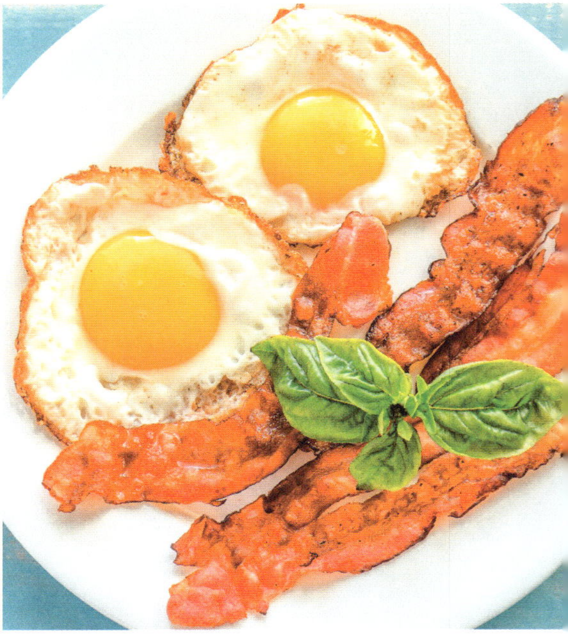

LES CORPS CÉTONIQUES

Habituellement, le corps consomme des glucides pour permettre à l'organisme de fonctionner. Mais lorsqu'on le prive de cette ressource, il n'a d'autres choix que d'utiliser ses réserves de graisse. Le foie les transforme alors en corps cétoniques, une autre forme de carburant que le corps peut utiliser. C'est ainsi que l'on perd de la graisse et donc du poids.

LE RÉVOLUTIONNAIRE ROBERT ATKINS

Le régime cétogène a été popularisé par Robert Atkins. La légende raconte que ce cardiologue américain, très mince durant sa jeunesse, aurait inventé ce régime pour perdre les kilos accumulés au cours de sa vie. Le médecin, voulant maigrir mais n'ayant pas l'envie de suivre des régimes hypocaloriques, aurait alors eu l'idée de s'inspirer de régimes populaires à la fin du XIXe siècle qui réduisaient la consommation de féculents et de sucre. En 1972, il publie son livre *La Révolution diététique du Dr Atkins*, un best-seller vendu à plusieurs millions d'exemplaires, à autant de personnes en surpoids, qui va alors à l'encontre des recommandations diététiques américaines de l'époque basées sur le « *low-fat* ».

Une fin tragique

La mort de Robert Atkins a, elle aussi, fait couler beaucoup d'encre. En 2000, le médecin développe une cardiopathie, puis, deux ans plus tard, est victime d'une crise cardiaque dont il réchappe. Mais en 2003, il meurt d'une hémorragie cérébrale quelques semaines après avoir glissé sur une plaque de glace en se rendant au travail. Sur son certificat de décès, Robert Atkins est jugé obèse. De quoi décrédibiliser la figure du médecin anti-sucre et son célèbre régime. Si ses défenseurs soutenaient à l'époque que sa cardiopathie pouvait s'expliquer par une infection virale – non par une artère bouchée –, et son surpoids par un alitement prolongé à l'hôpital et de la rétention d'eau, ces explications ne suffirent pas à rassurer l'opinion : l'entreprise connut la faillite en 2005.

Les préjugés ont la vie dure

Pour beaucoup d'Américains, le régime Atkins se limite encore à manger du bacon et des œufs à volonté. En réalité, il prône aujourd'hui la diversification des protéines par la consommation de poisson et de viandes maigres. Autre fantasme, le régime Atkins exclurait les légumes. C'est faux, mais il privilégie en revanche les légumes pauvres en glucides et, surtout, à faible index glycémique comme les légumes verts.

UN RÉGIME CONTROVERSÉ

Le premier régime promu par Atkins a été critiqué pour différentes raisons. D'une part, il ne faisait pas de distinction entre les différents lipides autorisés sans restriction. Ainsi, les graisses dites saturées du beurre ou de la crème y avaient la même valeur que les graisses insaturées de l'huile d'olive ou du canard. De l'autre, il prônait une restriction drastique des glucides, y compris des sucres présents dans les fruits et légumes. Enfin, les personnes suivant ce régime étaient contraintes d'effectuer des tests urinaires réguliers pour vérifier la présence de résidus de corps cétoniques, prouvant que le corps utilisait effectivement les graisses comme

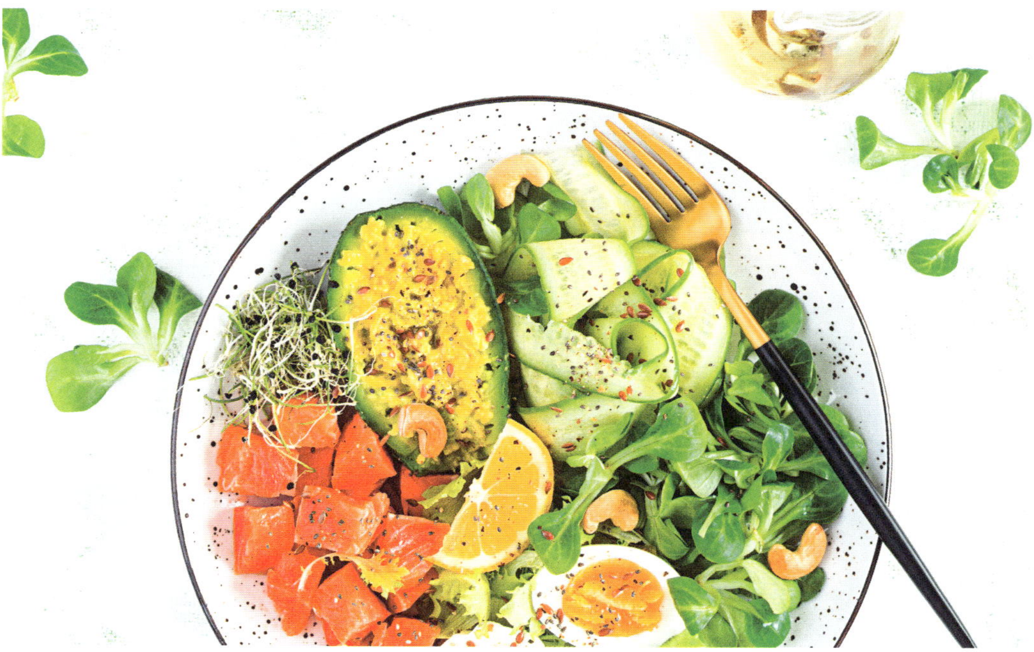

principale source d'énergie. Ses détracteurs ont jugé ce mode d'alimentation déséquilibré, engendrant des carences en vitamines et favorisant les maladies cardiaques.

UNE VERSION REVUE ET CORRIGÉE

Le régime Atkins, néanmoins, n'a pas connu le funeste destin de son créateur. En 2011, trois professeurs de médecine en publient une nouvelle version tenant compte des plus récentes données scientifiques sur la prise de poids. Les tests urinaires y sont abandonnés, mais le régime est toujours basé sur la seule réduction des glucides, sans autre privation.

Avantages

- Ne pas compter les calories.
- Manger jusqu'à satiété.
- Une perte de poids rapide.
- Un régime personnalisé : on réintroduit petit à petit les glucides jusqu'à trouver son point d'équilibre.

Inconvénients

- Une mauvaise haleine du fait des corps cétoniques sécrétés.
- Des migraines occasionnelles.
- Une perte de poids difficile à tenir sur la durée (sujet à débat).

LE NOUVEAU RÉGIME ATKINS

Il se déroule en 4 phases :

- **Phase 1 :** une phase de démarrage de deux semaines minimum, prolongée si la perte de poids doit être massive. La consommation de glucides est limitée à 20 grammes par jour, et doit majoritairement provenir de légumes et non de féculents. Tous les sucres des céréales et des jus de fruits sont exclus.
- **Phase 2 :** les glucides sont réintroduits en très petites quantités (des baies, quelques légumineuses), pour ne pas freiner la perte de poids : 5 grammes supplémentaires par jour jusqu'à atteindre le poids visé, à 5 kilos près. Pour un patient souhaitant atteindre les 60 kilos, par exemple, la phase 3 débutera à 65 kilos.
- **Phase 3 :** la stabilisation de poids est amorcée en élargissant la gamme des glucides par l'introduction de fruits, de féculents et de céréales complètes à faible index glycémique. La quantité de glucides autorisée augmente de 10 grammes supplémentaires par jour tant que la perte de poids continue.
- **Phase 4 :** un mois plus tard, c'est la phase d'atterrissage. Le poids est stabilisé, la réintroduction des glucides est complète. Le sujet doit continuer à consommer des aliments variés mais en surveillant à vie son seuil glucidique pour ne pas reprendre de poids.

« J'ai perdu du poids **EN MANGEANT DU GRAS »**

Souffrant d'un léger diabète, Jean, 47 ans, a refusé de suivre un régime hypocalorique traditionnel pour privilégier un régime cétogène. Épaulé dans sa démarche par une diététicienne, il a aujourd'hui perdu 12 kilos et son diabète est sous contrôle.

POUVEZ-VOUS NOUS DÉCRIRE LES REPAS DE VOTRE QUOTIDIEN ?

« Au petit déjeuner, je cuisine une bonne omelette avec des morceaux de comté. C'est assez roboratif, et, pour moi qui travaille dans le bâtiment, cela me permet de tenir jusqu'au repas de midi sans fringale. À midi, je déjeune souvent au restaurant mais, avec ce régime, il est possible de trouver un plat qui corresponde à mes restrictions, comme une entrecôte avec des haricots verts. Le soir, j'essaye de manger léger : des légumes, parfois du poisson. Après, je ne m'interdis pas de manger des noix si j'ai encore faim, mais pas de noix de cajou, car trop sucrées. »

CE RÉGIME A-T-IL ÉTÉ DIFFICILE À SUIVRE ?

« Pas du tout, puisqu'on mange jusqu'à satiété. Moi qui avais déjà expérimenté des régimes traditionnels par le passé, je ne tenais jamais parce que je suis gourmand. Là, je ne me sens pas frustré. Après, je ne vais pas mentir, il est difficile de dire adieu aux féculents. Les pâtes, c'est facile à faire, mais avec ce régime, il faut être plus imaginatif et cuisiner pour se faire plaisir. J'ai tout de même deux péchés mignons qu'il n'était pas envisageable de supprimer : un carré de chocolat noir le soir et une bière de temps en temps. Ma diététicienne a accepté, mais avec du chocolat noir à… 85 % et une bière… légère ! »

QUEL A ÉTÉ L'EFFET DE CE RÉGIME SUR VOTRE DIABÈTE ?

« J'ai perdu 12 kilos, donc cela ne m'a pas fait de mal ! Revenir à un indice de masse corporelle inférieur à 25 était plus que souhaitable. Mais ce qui est vraiment formidable, c'est que ma glycémie est à nouveau dans la norme. Je n'ai plus de pic insulinique après les repas. Même mon généraliste, qui était réticent à l'idée de me voir suivre ce régime, a regardé mes analyses sanguines et me trouve dans une bonne dynamique.

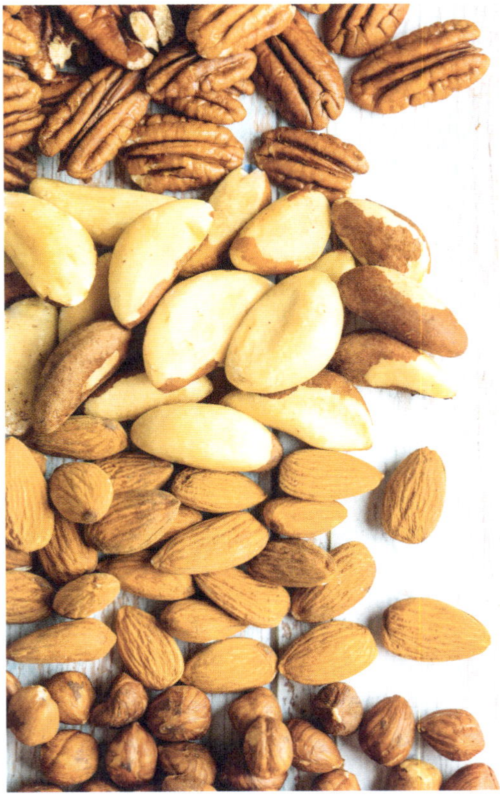

Il est clair que je ne suis pas sorti d'affaire pour autant – je continue de surveiller ma glycémie quotidiennement – mais je n'ai plus de diabète et, ça, c'est une très bonne nouvelle. »

COMMENT VOYEZ-VOUS L'AVENIR (D'UN POINT DE VUE NUTRITIONNEL, BIEN SÛR) ?

« Je compte me gaver de glaces et de cookies ! Non, bien sûr, j'ai pris conscience que je ne pourrai plus jamais manger comme avant. J'aimerais essayer de réintroduire quelques glucides comme les féculents, mais je sais que cela devra toujours rester anecdotique dans mon alimentation. Cependant, j'ai perdu du poids en mangeant du gras : il y a pire, comme régime ! Je sais néanmoins que cela ne doit pas être un passeport pour mal me nourrir : il est nécessaire de privilégier les bonnes graisses et de ne pas manger de façon boulimique. Je pense donc que je peux rester dans cette dynamique et j'envisage assez sereinement mon avenir diététique. Je vous donne rendez-vous dans 10 ans, pour voir le résultat ? C'est sur le long terme que nous mesurerons l'efficacité du régime. »

Ma semaine
CÉTOGÈNE

Vous souhaitez vous lancer dans un régime cétogène mais vous ne savez pas par où commencer ? En cuisine, il n'est pas toujours facile de changer ses habitudes. Voici donc quelques idées de recettes pour une semaine, afin de commencer ce régime du bon pied.

Lundi

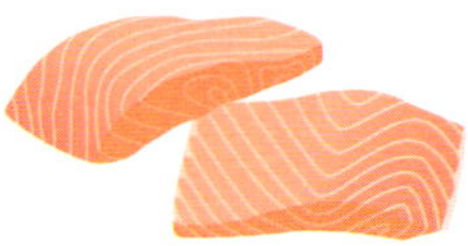

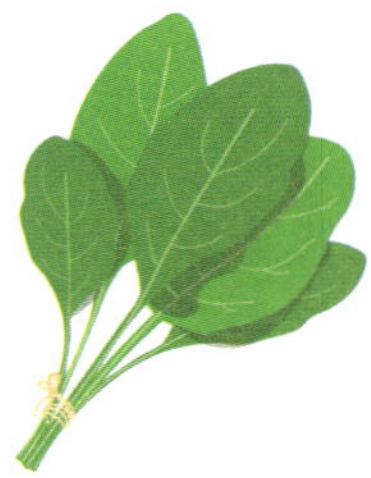

PETIT DÉJEUNER : œufs brouillés, épinards, mozzarella.

DÉJEUNER : salade de saumon, graines de chia, avocat et roquette.

DÎNER : risotto de brocoli aux amandes.

Mardi

PETIT DÉJEUNER : pancakes à la farine d'amande, noix de coco, framboises écrasées.

DÉJEUNER : rôti de bœuf, carottes.

DÎNER : salade de haricots verts aux moules marinières.

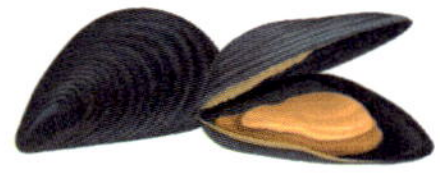

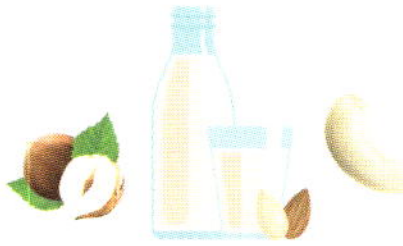

Mercredi

PETIT DÉJEUNER : le traditionnel œuf bacon.

DÉJEUNER : côtelettes d'agneau et pesto de pistaches, petits légumes.

DÎNER : *poke bowl* avec une base de carottes râpées, grenade, avocat et saumon.

Jeudi

PETIT DÉJEUNER : porridge à base de noisettes, d'amandes, de cacahuètes et de lait végétal.

DÉJEUNER : sauté de porc au gingembre et à la cannelle, petits légumes.

DÎNER : pâtes de courgettes au pesto.

Vendredi

PETIT DÉJEUNER : yaourt grec aux noix.

DÉJEUNER : tartare de thon mariné aux épices, courgettes.

DÎNER : risotto de chou-fleur.

Samedi

PETIT DÉJEUNER : pudding de chia au lait d'amande et à la cannelle.

DÉJEUNER : hachis parmentier à la purée de céleri.

DÎNER : endives au jambon.

Dimanche

PETIT DÉJEUNER : œufs, avocat, saumon.

DÉJEUNER : salade de bœuf mariné aux pousses de soja, sauce soja salée et citronnelle.

DÎNER : poêlée d'asperges aux cèpes et aux morilles, parmesan.

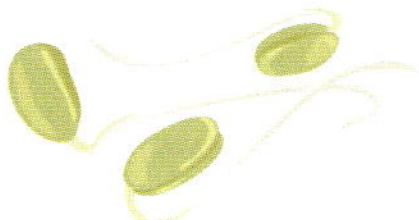

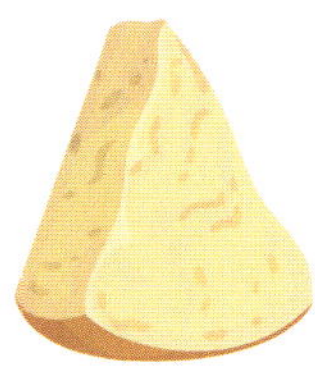

Le régime **PALÉO**

Les années 2000 ont connu, avec le régime paléo, un retour aux sources en matière d'alimentation. Cette diète paléolithique promeut les bienfaits de la nourriture de nos lointains ancêtres, sans sucres ajoutés ni produits transformés.

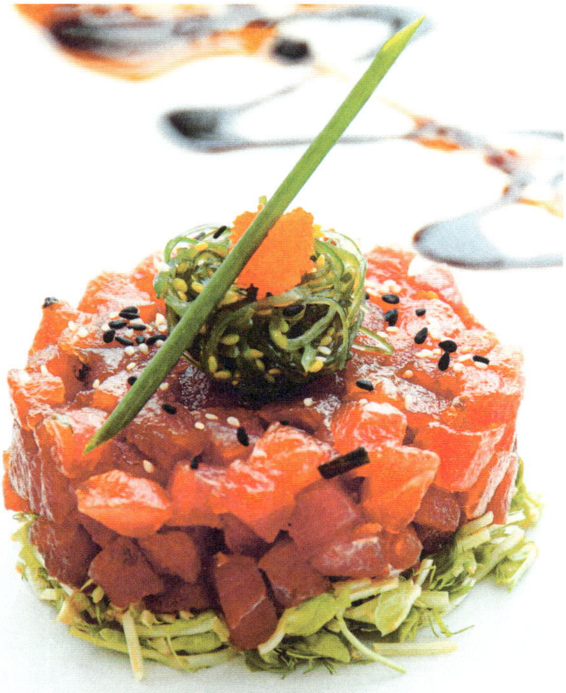

WALTER L. VOEGTLIN

En 1975, Walter L. Voegtlin publie un livre au titre évocateur : *The Stone Age Diet*. Traduction : le régime de l'âge de pierre. Pour ce gastro-entérologue américain, nos gènes n'ont que très peu évolué depuis l'époque paléolithique et ne se sont pas adaptés à l'alimentation moderne. Il prône ainsi un retour à une nourriture plus naturelle, davantage en accord avec notre métabolisme. Selon le scientifique, ce mode de vie permettrait d'éviter les maladies métaboliques comme le diabète et les pathologies modernes comme le cancer.

L'ALIMENTATION PRÉHISTORIQUE

Pour revenir aux règles diététiques de l'âge de pierre, encore faut-il déterminer ce que mangeait l'homme préhistorique. Avant la naissance et le développement de l'agriculture, l'homme se nourrissait des produits de la chasse, de la pêche et de la cueillette. Ainsi, le régime paléo entend supprimer tous ceux liés aux modes de production modernes : céréales et légumineuses, issues de la culture, mais également laitages, issus de l'élevage. Il vise surtout à éliminer tous les produits transformés de notre alimentation, afin d'éviter les sucres ajoutés ou cachés. De manière générale, ce mode de nutrition bannit les aliments sucrés, à l'exception des fruits et du miel, contenant des sucres naturels.

UN RÉGIME TRÈS CARNÉ ?

Certains adeptes du paléo voient, dans ce régime, un blanc-seing pour manger de la viande à tous les repas, pensant que les protéines animales constituaient la base alimentaire de nos ancêtres. Or, il n'en est rien. Premièrement, il n'existe pas un seul mais de nombreux régimes préhistoriques puisque l'alimentation des populations dépendait de leurs environnements respectifs. Les Inuits consommaient, ainsi, beaucoup plus de protéines animales que leurs voisins européens, en raison du climat auquel ils étaient exposés. Deuxièmement, la chasse représentait une activité dangereuse et aléatoire : l'essentiel de l'alimentation restait donc avant tout végétal. Enfin, à l'heure du réchauffement climatique, le coût environnemental de la viande ne peut être ignoré et l'homme

LE RÉGIME PALÉO, C'EST :	LE RÉGIME PALÉO, CE N'EST PAS :
• les fruits, • les légumes, • les fruits à coque : noix, noisettes, amandes, • la viande, • le poisson et les coquillages, • les œufs, • les huiles, comme l'huile d'olive ou de lin, • le miel.	• les céréales, le pain, les pâtes, le riz, etc., • les légumineuses, • les produits laitiers, • les produits transformés, • les huiles, comme l'huile de tournesol (assimilées à des produits transformés).

Le régime paléo promeut la nourriture bio sans pesticides et l'élevage extensif. Les bêtes ne doivent pas être nourries à base de céréales, puisque le régime les proscrit et que nous consommons de manière indirecte ce que mangent les animaux.

moderne se doit de prendre en considération ce facteur avant d'entamer un régime riche en viande. Les spécialistes du paléo rappellent d'ailleurs qu'il est tout à fait possible de limiter sa consommation de viande tout en suivant ce régime. Les exemples de menus donnés en pages suivantes ne contiennent ainsi qu'une protéine par jour.

L'Anses tire la sonnette d'alarme

En 2010, l'Agence nationale de sécurité sanitaire de l'alimentation publiait un rapport sur les régimes amaigrissants. Après avoir étudié quinze régimes à la mode présentés dans des magazines, elle écrivait : « La recherche de perte de poids sans indication médicale formelle comporte des risques, en particulier lorsqu'elle fait appel à des pratiques alimentaires déséquilibrées et peu diversifiées. » En plus d'être dangereux, ces régimes seraient par ailleurs inefficaces : l'Anses constatait en effet que 80 % des sujets reprenaient du poids un an après la fin de leur régime et souvent plus que ce qu'ils avaient perdu. Mais pas de panique, la prise de poids n'a rien d'une fatalité et, dans un prochain chapitre, nous évoquerons les bienfaits de l'équilibre nutritionnel pour réguler sa consommation de sucre et garder la ligne.

LE RÉGIME CHOUCHOU DES SPORTIFS

Dans le monde du sport, le régime paléo a la cote. Selon certains sportifs, il n'aurait que des avantages pour augmenter les capacités physiques. En limitant les aliments à index glycémique élevé, il favoriserait en outre le déstockage des graisses et limiterait la prise de poids. La diminution des produits allergisants comme le gluten, enfin, aurait un effet protecteur sur le système digestif. Si le régime paléo a des ambassadeurs dans le milieu sportif, il en possède également dans le monde hollywoodien, où de nombreuses stars, à l'instar d'Uma Thurman, ont adopté la diète préhistorique.

UNE IMAGE PRÉHISTORIQUE D'ÉPINAL

Ce régime suscite des critiques d'une partie de la communauté scientifique, accusé de s'appuyer sur une image fantasmée de l'alimentation du chasseur-cueilleur qu'il serait impossible de reproduire. Les légumes et les animaux, par exemple, sont aujourd'hui issus de l'agriculture et de l'élevage, ce qui n'était pas le cas à l'époque. Mais, surtout, le régime paléo repose sur l'idée erronée selon laquelle nos gènes n'auraient pas évolué face aux changements d'alimentation ayant eu lieu au fil des siècles. Or, nous avons des exemples contraires, s'agissant par exemple du lactose, normalement indigeste après l'enfance, mais désormais correctement digéré par certaines populations du nord de l'Europe, notamment, dont le génome s'est adapté.

ATTENTION AUX RÉGIMES RESTRICTIFS SUR LA DURÉE

Le régime paléo, comme le régime cétogène décrit précédemment, peut présenter un intérêt pour changer ses habitudes, faire office d'électrochoc pour modifier radicalement son mode de vie. Certaines personnes ont en effet besoin d'un cadre contraignant pour pouvoir opérer un virage dans leur existence. Mais attention, ces régimes restrictifs peuvent avoir, sur la durée, des effets délétères. En alimentation, le maître mot reste la mesure et l'équilibre nutritionnel s'obtient en multipliant les aliments pour obtenir une diversité de minéraux, de vitamines et d'acides gras essentiels.

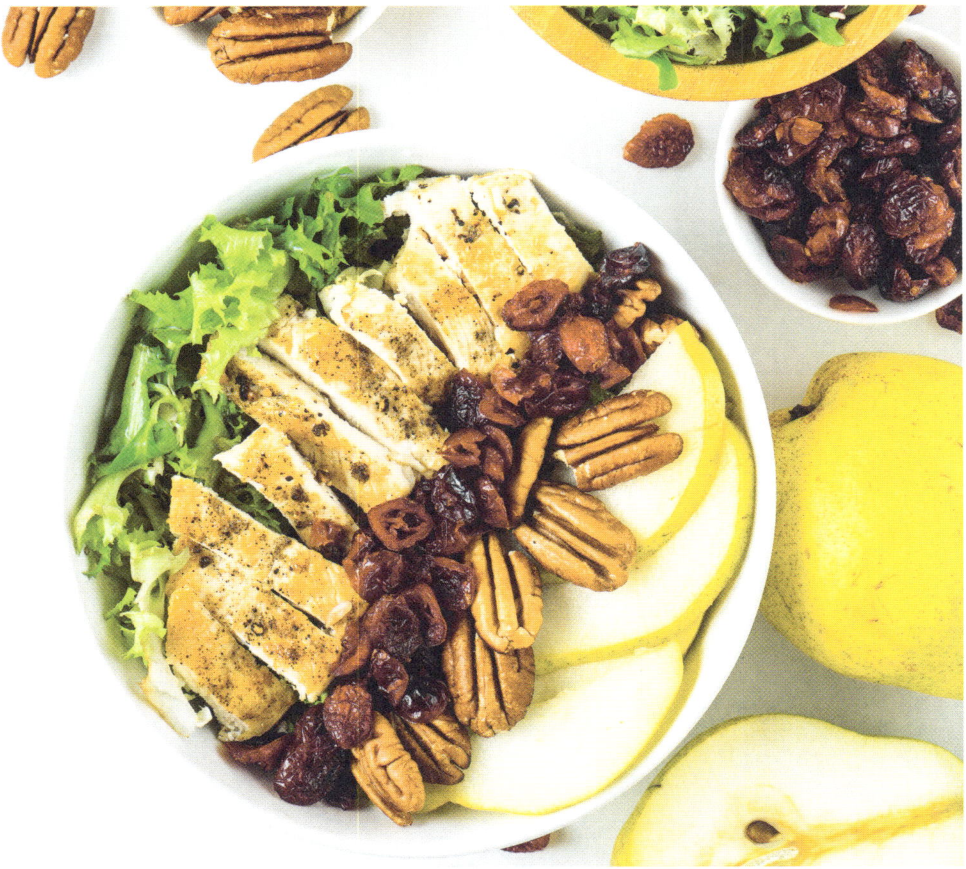

Ma semaine **PALÉO**

Le régime paléo vous tente, mais vous ne savez pas comment vous y prendre ? Voici quelques idées de menus pour vous aider à manger comme nos ancêtres, avec tout de même le confort qu'apporte la cuisine moderne. Rassurez-vous, pas de feu de bois ni de grotte à l'horizon !

Lundi

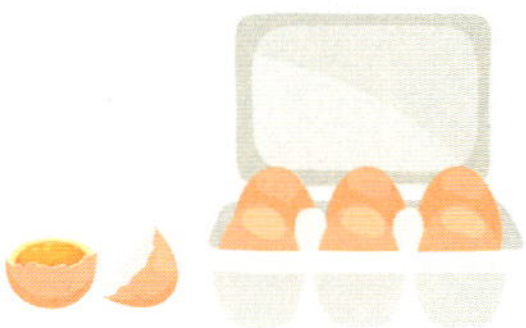

PETIT DÉJEUNER : œufs et légumes frits dans de l'huile de noix de coco et un fruit.

DÉJEUNER : spaghettis de légumes et une poignée de noix.

DÎNER : saumon avec petits légumes.

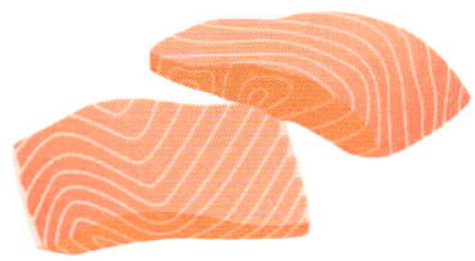

Mardi

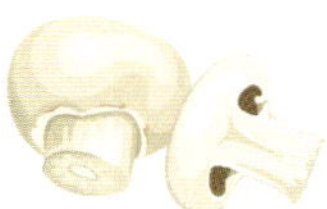

PETIT DÉJEUNER : bacon et œufs, fruit.

DÉJEUNER : steak de champignons frit, légumes.

DÎNER : avocat, pousses d'épinards et roquette.

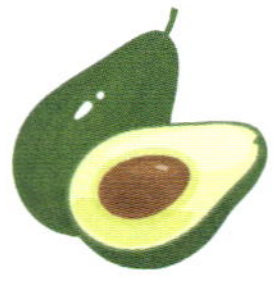

Mercredi

PETIT DÉJEUNER : pudding aux graines de chia, lait d'amande et fruits rouges.

DÉJEUNER : sandwich au jambon et aux légumes frais dans une feuille de laitue.

DÎNER : chou-fleur rôti, quelques baies.

Jeudi

PETIT DÉJEUNER : porridge banane-amande, noix de coco râpée, lait végétal.

DÉJEUNER : ceviche de mulet à la pastèque, avec une poignée de noix.

DÎNER : aubergine confite et poivrons marinés.

Vendredi

PETIT DÉJEUNER : cookies à la farine de noisette, huile végétale et miel.

DÉJEUNER : salade de poulet à l'huile d'olive.

DÎNER : steak de patate douce, petits légumes.

Samedi

PETIT DÉJEUNER : tartare de thon, betterave et citron.

DÉJEUNER : hachis de pommes de terre, petits légumes.

DÎNER : moules marinières (vin blanc remplacé par du citron).

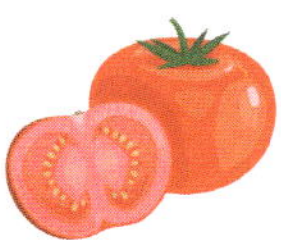

Dimanche

PETIT DÉJEUNER : omelette à la tomate.

DÉJEUNER : sandwich au bœuf haché et aux légumes frais entre deux aubergines grillées.

DÎNER : soupe de légumes, quelques noix.

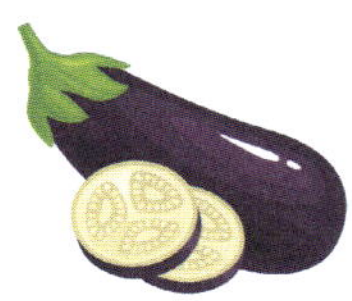

AGIR

Réduire sa consommation de sucre

ET ÉQUILIBRER SON ALIMENTATION

En matière d'alimentation, la mesure est mère de toutes les vertus, et ce précepte s'applique également au sucre. Dans ce chapitre, nous allons vous donner les clés pour réduire votre consommation de sucre sur la durée. Il ne s'agit pas d'un régime, mais d'une nouvelle hygiène de vie à mettre en place pour rester en bonne santé. Mais rassurez-vous, la gourmandise restera de la partie !

Bien commencer
SA JOURNÉE

Consommer du sucre dès le matin, voici une habitude bien française. Le traditionnel petit déjeuner hexagonal ne nous met pas sur de bons rails pour limiter notre consommation de glucides. Pourtant, savourer ce repas sans excès de sucre est possible.

LE PETIT DÉJEUNER FRANÇAIS : UN REPAS BIEN TROP SUCRÉ

Une baguette bien croustillante avec de la confiture, de la brioche, des croissants ou des pains au chocolat : le petit déjeuner français est un emblème de notre gastronomie. Mais il est également très sucré et fait rapidement monter la glycémie, ce qui entraîne une forte libération d'insuline dont nous avons vu les conséquences délétères. Autre effet pervers : le retour de bâton en fin de matinée avec la chute de la glycémie, entraînant un coup de barre et un petit creux bien avant l'heure du déjeuner. Il est donc important de modifier ses habitudes pour tenir toute la matinée.

Haro sur les jus de fruits et les smoothies

L'Anses, l'Agence nationale de sécurité sanitaire de l'alimentation, de l'environnement et du travail, rappelle que les jus de fruits sont aussi sucrés que les sodas. Ainsi, mis à part vous apporter quelques vitamines, ces boissons auront les mêmes effets délétères sur votre organisme et il faut donc les limiter le plus possible. Le matin, préférez une orange plutôt qu'un jus d'orange : grâce aux fibres du fruit, le sucre sera assimilé beaucoup plus lentement par l'organisme. Vous bénéficierez donc des bienfaits vitaminiques sans excès de sucre.

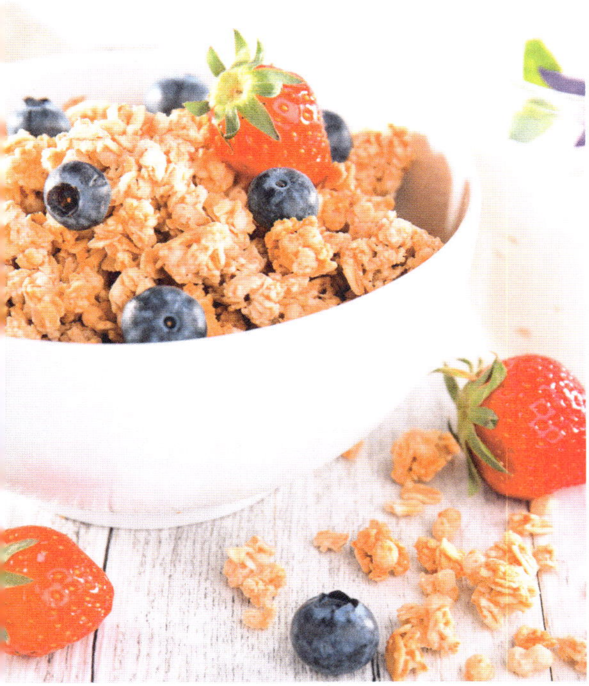

POUR LES INCONDITIONNELS DE LA TARTINE

Nul besoin d'être radical pour mieux s'alimenter. Si votre tartine vous tient à cœur, il existe quelques ajustements qui vous permettront de la déguster sans ingérer trop de sucre. Tout d'abord, oubliez le pain de mie et le pain blanc qui possèdent tous deux un très fort index glycémique, et préférez-leur des pains noirs, à base de farines complètes, de seigle ou de sarrasin. Autre point important, achetez si possible du pain au levain naturel – pour savoir s'il l'est, demandez à votre boulanger –, dont l'index glycémique est plus bas que celui confectionné avec de la levure traditionnelle. Le levain naturel opère en effet une fermentation très lente qui prédigère une partie des glucides et possède également l'avantage non négligeable de diminuer l'effet indigeste du gluten.

Sur votre tartine, adieu la confiture, qui contient plus de 60 % de sucre. Vous pouvez la remplacer par de la compote de fruits sans sucres ajoutés ou vous laisser tenter par des pâtes oléagineuses, comme le beurre de cacahuète, la purée d'amande ou de noisette. Attention, il ne s'agit pas des célèbres pâtes à tartiner chocolatées qui contiennent de grandes quantités de sucres ajoutés, mais de purées composées à 100 % de fruits à coque, que l'on trouve souvent dans les rayons bios des supermarchés et dans les magasins spécialisés. Enfin, bien sûr, il reste toujours le choix du beurre, riche en graisse mais qui ne contient pas de sucre !

ET LES CÉRÉALES ?

Si vous êtes plutôt céréales, là encore les solutions existent mais demandent juste un peu plus de temps. Plus question d'acheter les céréales ultra-transformées – et donc très sucrées – du supermarché, vous allez les préparer vous-même ! Pour cela, prenez une base de flocons d'avoine complets ou d'autres céréales non transformées, ajoutez-y des oléagineux et quelques morceaux de fruits, et vous obtiendrez un muesli fait maison – et délicieux, en prime !

Et si on passait
AU PETIT DÉJEUNER SALÉ ?

Dans d'autres pays, la question ne se pose même pas : le petit déjeuner, c'est salé ! Alors, pourquoi ne pas vous laisser dépayser, avec, à la clé, une réduction de votre consommation de sucre ? Voici un tour d'horizon non exhaustif des petits déjeuners les moins sucrés de la planète.

ANGLETERRE

Il est devenu incontournable, popularisé par les brunchs : c'est bien sûr l'*english breakfast*, le petit déjeuner anglais ! Le matin, nos voisins d'outre-Manche apprécient de manger salé avec les légendaires œufs-bacon. Ils peuvent également déguster des saucisses et des *beans*, des haricots blancs cuits dans une sauce aromatisée à la tomate.

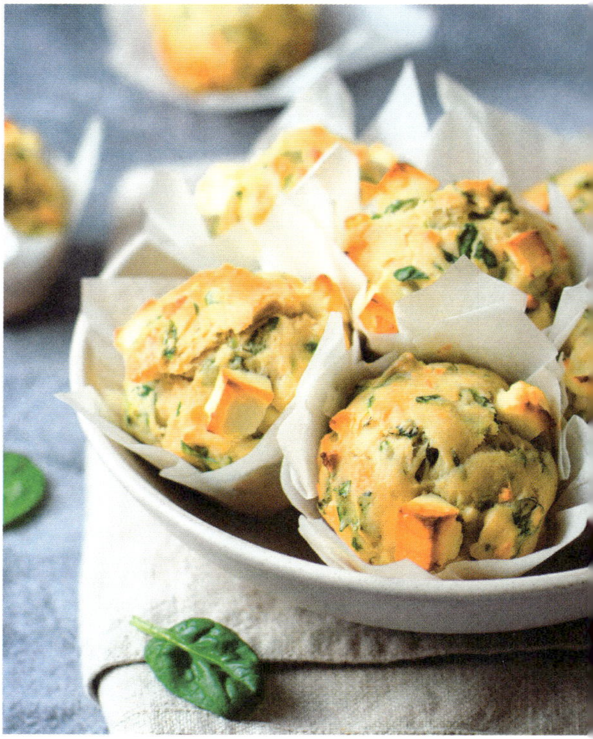

SUÈDE

En Suède, les tartines traditionnelles sont croquantes, de type Wasa®. Elles sont accompagnées d'œufs durs, de pâte de cabillaud en tube, de pâté de foie et de saucisses.

JAPON

Le petit déjeuner traditionnel japonais disparaît peu à peu des centres urbains où les populations ont moins de temps pour cuisiner. Il faut dire que ce premier repas demande beaucoup de préparation : il se compose de légumes saumurés et fermentés pouvant être confectionnés une semaine à l'avance, de *natto*, un aliment fermenté à base de graines de soja – un incontournable ! –, de beignets de poisson, de tofu et de soupe *miso*, le tout accompagné de riz.

ALLEMAGNE

En Allemagne, la charcuterie se déguste dès les premiers moments de la journée, avec du fromage et du pain complet. Le petit déjeuner allemand est réputé pour être copieux et tenir au corps toute la matinée.

AUSTRALIE

En Australie et en Nouvelle-Zélande, le pain est apprécié avec de la Vegemite®. De couleur brun foncé, cette pâte à tartiner à base d'extrait de levure est très salée. Il s'agit d'une proche cousine de la Marmite® anglaise. La Vegemite® éloignerait en forêt les « *drop bears* », ces koalas carnivores imaginaires appartenant au folklore australien. Une légende qui témoigne du goût très prononcé de ce produit. Âme sensible, s'abstenir.

VIETNAM

Au Vietnam, la soupe est à l'honneur avec le traditionnel *phô*, un bouillon de nouilles au bœuf ou au poulet. Il est agrémenté de *bánh mì*, des sandwichs à base de porc, contenant du concombre frais, de la carotte et de la coriandre, une herbe utilisée dans nombre de plats vietnamiens. Ce petit déjeuner peut également être accompagné de raviolis garnis de différents ingrédients.

PÉROU

Au Pérou, le ceviche règne en maître. Il s'agit de poisson cru ou de fruits de mer marinés dans une préparation à base de citron vert et de piment. Si le poisson vous rebute au petit matin, vous pouvez également vous laisser tenter par un sandwich à l'avocat, moins clivant.

À retenir

Tous ces petits déjeuners ne constituent pas des modèles d'équilibre nutritionnel à suivre au pied de la lettre, mais des alternatives pour diminuer sa consommation de glucides. Alors n'hésitez pas à faire votre marché au rayon « petits déjeuners du monde » !

Des féculents **AUTREMENT !**

Dans les régimes sans sucre, il est souvent recommandé de dire adieu aux féculents ; il paraît pourtant difficile de se passer de ce pilier de notre alimentation. Nous pensons au contraire qu'il est possible d'en consommer sans faire grimper sa glycémie : il suffit de bien les choisir et les cuisiner.

UN PILIER DE NOTRE ALIMENTATION

Au petit déjeuner, au déjeuner ou au dîner, les féculents s'invitent à tous les repas et constituent la base de notre alimentation. Il s'agit du pain, des pâtes, du riz, de la semoule, des pommes de terre ou encore du maïs. Si tous ont, au départ, été classés à tort comme des sucres lents, nous savons désormais que certains, comme le pain blanc, ont un index glycémique très élevé et peuvent s'avérer délétères pour notre santé. Pour autant, l'idée n'est pas de rejeter en bloc l'ensemble des féculents, mais simplement de bien les choisir.

Attention à la friture

Des matières grasses, oui, mais de la friture, non ! Ce mode de cuisson fait augmenter l'index glycémique puisqu'il implique une cuisson à haute température.

QUELS FÉCULENTS CHOISIR ?

Nous ne le dirons jamais assez, il faut toujours préférer les féculents complets, qu'il s'agisse du riz, des pâtes ou du pain. Cela signifie que la céréale, utilisée avec son enveloppe, sera ainsi plus coriace à digérer qu'une céréale raffinée, puisque les sucres qu'elle contient seront assimilés plus lentement par l'organisme. Néanmoins, les pesticides se retrouvant le plus souvent à la surface des aliments en raison des épandages, il est nécessaire de privilégier des féculents bio.

FAITES COMME LES ITALIENS !

La cuisson constitue un autre moyen d'influer sur l'index glycémique des féculents. Vive les pâtes *al dente*, comme disent les Italiens ! Il ne s'agit pas d'un effet de snobisme pour épater vos convives, mais tout simplement de chimie : plus un féculent est cuit et plus l'amidon qu'il contient devient soluble et assimilable au moment de la digestion. Ainsi, une pâte légèrement cuite, encore ferme, aura un index glycémique plus faible qu'une pâte mollassonne !

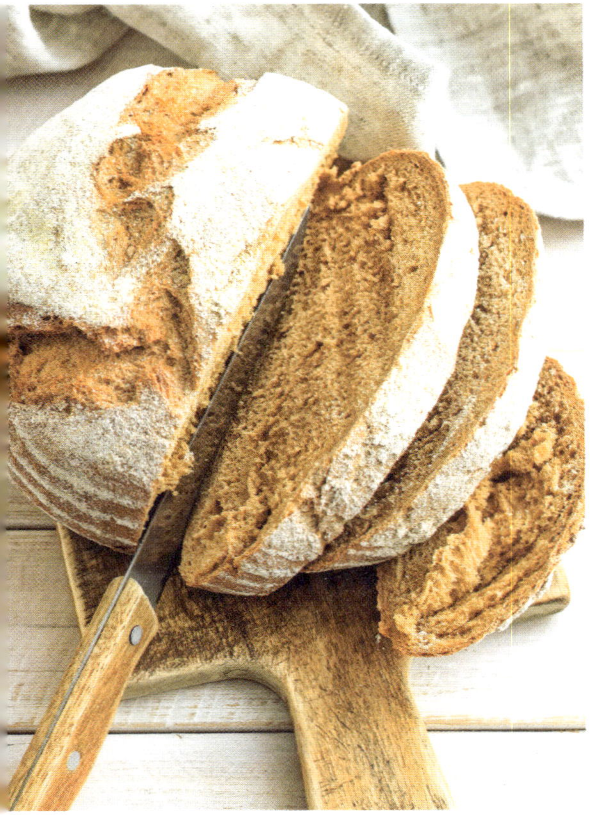

MATIÈRES GRASSES ET ACIDITÉ

Cela peut vous paraître contre-intuitif mais ajouter des matières grasses à un féculent fera baisser son index glycémique. Vous pourriez vous dire : « Je ne vais pas manger du sucre et en plus du gras ! », pourtant, les lipides ralentissent la digestion des glucides et font baisser la glycémie. N'en abusez pas pour autant, un filet d'huile d'olive dans des pâtes peut suffire. Vous pouvez également ajouter un zeste de citron, car l'acidité peut avoir un effet similaire.

Vous l'aurez compris, l'index glycémique n'est pas un paramètre figé, comme le sont les calories, puisqu'il évolue selon la façon de cuisiner et d'accompagner chaque aliment, outre le choix du produit.

Les légumineuses

Les légumineuses peuvent apparaître comme une bonne alternative aux féculents traditionnels : leur index glycémique est souvent plus faible et elles contiennent de nombreuses fibres. Il est également intéressant de mixer légumineuses et féculents dans un même plat, en préparant du riz avec des lentilles, par exemple.

Ma semaine **À FAIBLE INDEX GLYCÉMIQUE**

Le décompte des calories ne doit plus dicter seul la composition de vos menus : pensez désormais à l'index glycémique. Voici quelques idées de repas pour vous aider à respecter cette nouvelle consigne diététique tout en vous faisant plaisir.

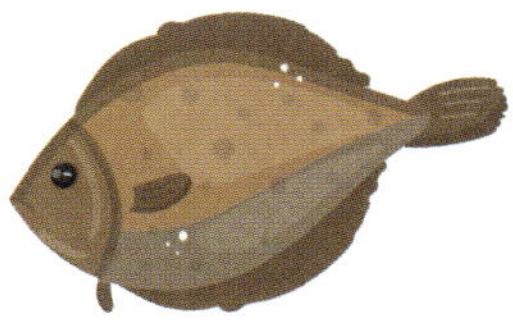

Lundi

DÉJEUNER : sole meunière à la farine de sarrasin, sauce au beurre citronnée, épinards.

DÎNER : flan poireau-brocoli.

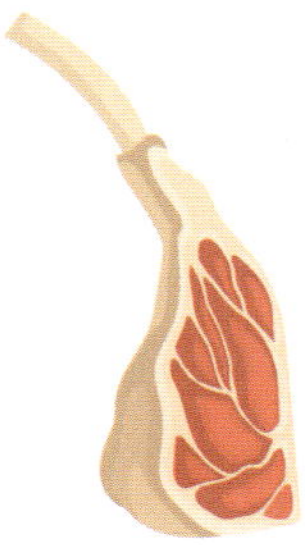

Mardi

DÉJEUNER : côte de bœuf, frites de patate douce au four.

DÎNER : soupe de lentilles, carottes et petits lardons.

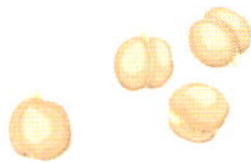

Mercredi

DÉJEUNER : artichaut à effeuiller et œufs mimosa.

DÎNER : poulet grillé, haricots verts.

Jeudi

DÉJEUNER : salade de pois chiches et haricots rouges.

DÎNER : *phô* (soupe de bœuf) sans vermicelles, avec plus de champignons.

Vendredi

DÉJEUNER : aubergine confite à la sauce tomate, riz complet et pois cassés.

DÎNER : thon mi-cuit au sésame, petits légumes.

Samedi

DÉJEUNER : tagliatelles de courgette, pesto.

DÎNER : raclette de fromages savoyards (les pommes de terre sont remplacées par du chou-fleur et la charcuterie se limite à du jambon blanc fumé).

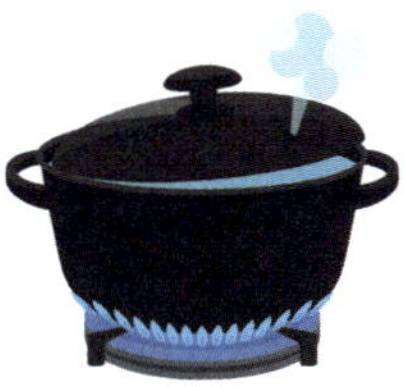

Dimanche

DÉJEUNER : pot-au-feu.

DÎNER : omelette de champignons au comté, salade verte.

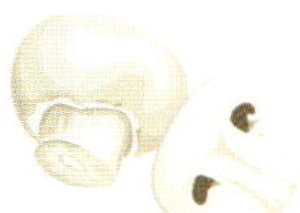

Les yaourts maison : L'ALTERNATIVE MOINS SUCRÉE

Le yaourt est souvent considéré comme l'aliment santé par excellence : on le mange sans avoir mauvaise conscience, avec le sentiment de se faire du bien. Pourtant, les yaourts achetés dans le commerce sont souvent très sucrés. Alors, si vous passiez aux yaourts maison ?

L'ALERTE DU CLCV

En septembre 2021, l'Association nationale de défense des consommateurs et usagers (CLCV) a publié une étude portant sur 264 yaourts et desserts aromatisés vendus en grande distribution. Et les résultats ont un goût... doucereux : les produits étudiés sont en général très sucrés, avec en moyenne près de 4 morceaux de sucre pour un pot de 125 grammes de crème, de mousse ou de flan. Quant aux yaourts aux fruits, ils n'ont souvent de fruité que le nom, puisqu'ils contiennent essentiellement du sucre et des arômes, mais seulement 8 % de fruits par pot. L'association a donc invité les industriels à revoir leurs recettes pour la santé des consommateurs.

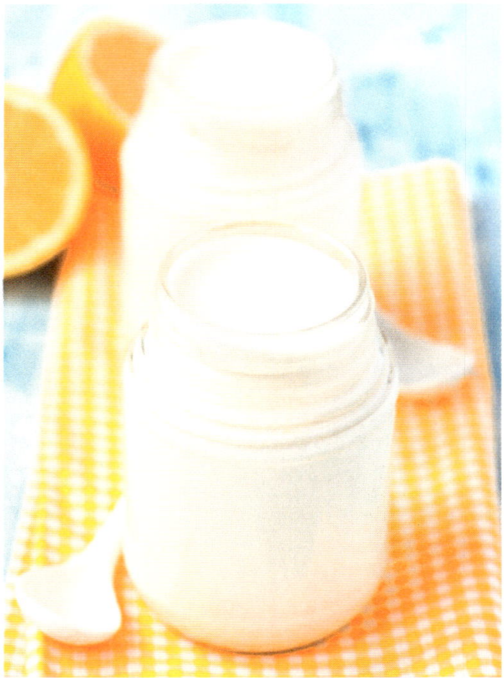

QUEL MATÉRIEL ?

Vous désirez prendre en main votre destin nutritionnel en passant aux yaourts maison ? Bonne nouvelle : la recette est à la portée des cuisiniers les moins chevronnés ! Tout d'abord il faut vous équiper. Pour cela, deux solutions s'offrent à vous. La première est d'acheter une yaourtière – la solution de loin la plus simple puisqu'elle fera le travail à votre place. Préférez un modèle avec une contenance de 8 pots, pour une répartition de la chaleur plus harmonieuse, et des pots en verre, plus écologiques et permettant une meilleure cuisson. La seconde, si vous ne voulez pas investir dans de l'électroménager, consiste à préparer vos yaourts au bain-marie, dans le four, ou à l'autocuiseur.

Quels ferments lactiques ?

Les ferments lactiques sont vendus en pharmacie ou en magasin bio. Petite astuce : vous pouvez également acheter un yaourt et le mélanger à votre lait. Il fera office de ferments lactiques. Mais attention, prenez toujours un yaourt bio au lait entier de qualité. Vos yaourts n'en seront que meilleurs.

La seule difficulté consiste à maintenir une température précise et constante de 45 °C. Vous devrez donc pour cela investir dans un bon thermomètre.

LA RECETTE

La recette de base se compose de deux ingrédients : du lait et des ferments lactiques. Pour le lait, préférez un lait bio, entier, grâce auquel vous obtiendrez une meilleure texture et bénéficierez de tous les bienfaits du produit. Mélangez-le avec les ferments lactiques, déposez ce mélange dans des pots, puis faites-les chauffer à 45 °C pendant 6 à 8 heures. Il s'agit du temps dont ont besoin les bactéries présentes dans les ferments lactiques pour transformer le lait en yaourt. Enfin, laissez reposer 4 heures au réfrigérateur. Vos yaourts sont prêts !

LE FAIT MAISON, QUEL INTÉRÊT ?

Maintenant que vous connaissez la recette de base, vous allez pouvoir vous amuser en vous essayant à des yaourts aromatisés. Le fait maison prend ici tout son sens, puisque vous maîtriserez la quantité de sucre et de fruits présente dans vos yaourts. Vous pouvez par exemple faire compoter des fraises, sans y ajouter de sucre, ou choisir d'ajouter une pointe de miel – mais, vraiment, une pointe ! C'est vous qui décidez, alors à vous de jouer !

« Désucrons » LES DESSERTS !

C'est une nouvelle tendance lancée par des pâtissiers et elle est bienvenue pour lutter contre l'excès de sucre. Elle permet par ailleurs de découvrir des saveurs insoupçonnées et des mets de qualité. Un vrai tour de force pour s'affranchir de certaines contraintes.

LA MEILLEURE PÂTISSIÈRE DU MONDE

C'est un sacre qui fera date. Le 11 juin 2019, le prestigieux World's 50 Best Restaurants distinguait Jessica Préalpato meilleure pâtissière du monde. Il s'agissait de la première fois que ce classement récompensait une femme dans cette catégorie.

La spécificité de la cheffe pâtissière du Plaza Athénée est de proposer des desserts riches en goût et pleins d'audace, mais sans sucres ajoutés, basés sur le concept de « desseralité », qu'elle a développé dans la lignée de celui de « naturalité » promu par son mentor, Alain Ducasse. Cette nouvelle philosophie en matière de desserts privilégie des recettes plus naturelles, plus respectueuses de l'environnement et moins sucrées.

15 à 20 %

Au-delà du goût, le sucre participe à améliorer la tenue et la consistance de certaines préparations. S'il semble donc parfois difficile de s'en passer, il est néanmoins tout à fait possible d'en enlever 15 à 20 % dans les recettes traditionnelles sans en changer foncièrement l'aspect. Il s'agit d'un premier pas à la portée des pâtissiers les moins chevronnés pour « désucrer » les desserts. Il faut juste manier avec adresse la règle de trois !

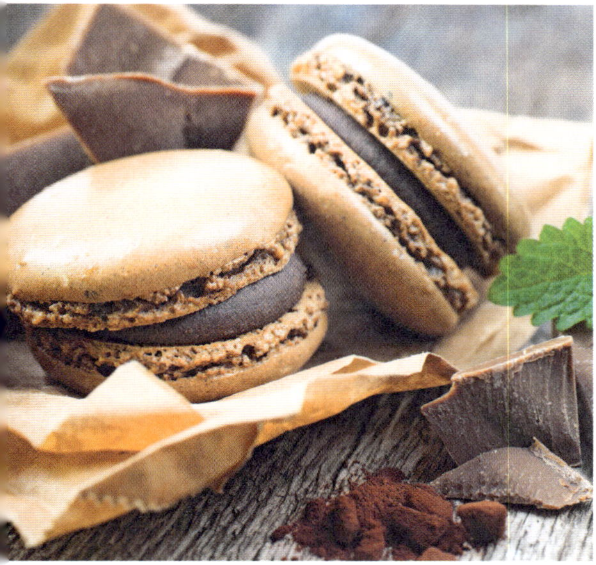

LE SUCRE, UN CACHE-MISÈRE

La bonne nouvelle, c'est qu'en retirant du sucre, on décuple les saveurs. Le sucre joue, en effet, souvent le rôle de cache-misère pour camoufler la pauvreté gustative de certains aliments de mauvaise qualité, comme des fraises non mûres ou des œufs de poules élevées en batterie... Pour « désucrer » les desserts, il faut donc mener en parallèle une réflexion sur la qualité des ingrédients utilisés, porter une attention particulière au choix des produits.

UN DÉFI À RELEVER

La pâtisserie sans sucres ajoutés représente un véritable défi : comment ne pas trahir l'essence même du dessert qui, par définition, reste sucré ? Il ne s'agit pas d'avoir recours à des édulcorants, peu naturels, mais nous verrons dans les pages suivantes qu'il existe heureusement des astuces, comme l'utilisation du sucre naturellement présent dans les fruits. Il faut alors veiller à les choisir de saison et cueillis à pleine maturité.

Autre difficulté, le sucre est également utilisé en pâtisserie pour ses qualités de conservation. Cuisiner moins sucré demande donc de consommer plus rapidement ses préparations ou de se tourner vers d'autres conservateurs.

UNE NOUVELLE TENDANCE

La distinction de Jessica Préalpato reflète une nouvelle tendance : l'engouement pour la pâtisserie et les desserts « désucrés ». « Il y a 60 % de sucre en moins dans les recettes que je crée aujourd'hui par rapport à celles que j'ai apprises dans les années 1970 », confiait à l'AFP Pierre Hermé, également élu meilleur pâtissier du monde en 2016. Aujourd'hui, la pâtisserie française n'échappe pas à la question d'une alimentation plus saine, qui se posait déjà au reste du monde gastronomique. Les desserts se construisent désormais comme de véritables plats, centrés sur un produit brut que l'on cherche à sublimer.

À quel sucre **SE VOUER ?**

Vous n'avez pas envie de renoncer à manger des desserts et l'on vous comprend ! Mais par quoi remplacer le sucre blanc, largement utilisé en pâtisserie ? Voici quelques idées à votre disposition, mais pas de solution miracle à l'horizon.

LE SUCRE BLANC

Le sucre blanc est obtenu à partir du raffinage de la canne à sucre ou de la betterave, un processus de transformation qui le prive de tous ses minéraux et nutriments. Avec un index glycémique de 70, très élevé, donc, il est l'exemple même d'un ingrédient apportant des calories vides. Si vous optez tout de même pour ce produit, choisissez un sucre complet, non raffiné. Vous ne ferez pas baisser grandement l'index glycémique, mais vous bénéficierez au moins de quelques minéraux.

LE MIEL

À première vue, le miel semble n'avoir que des bienfaits : il contient un nombre important de nutriments (potassium, magnésium, calcium, fer) ; il est moins calorique que le sucre blanc puisqu'il possède un pouvoir sucrant supérieur à ce dernier, ce qui nous permet d'en consommer moins ; enfin, il est source d'antioxydants, de précieux alliés contre le vieillissement de nos cellules. Mais attention, le miel contient plus de 50 % de fructose : consommé en excès, ce sucre se transforme en graisse logée

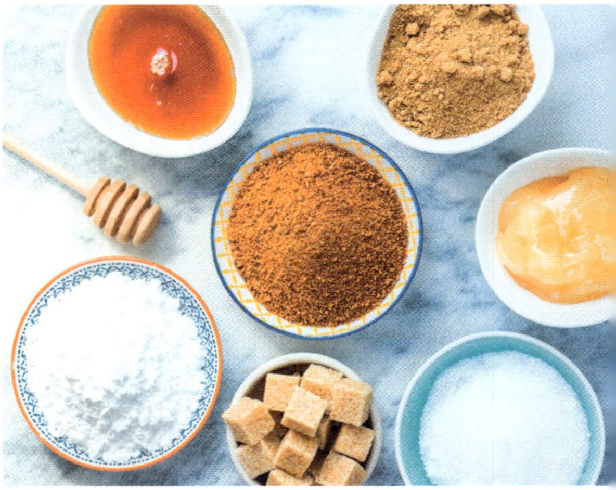

Ne vous fiez pas à sa couleur

Ce n'est pas parce que vous vous trouvez en présence d'un sucre de couleur brune qu'il n'a pas été raffiné. La vergeoise, par exemple, est un sucre issu de la betterave dont la couleur brune provient des multiples cuissons dont il a fait l'objet, et qui possède une infime quantité de nutriments. Pour mettre la main sur du sucre complet non raffiné, dirigez-vous vers un magasin bio spécialisé.

autour du foie pouvant mener à de graves maladies comme la stéatose hépatique. Il ne constitue donc en aucun cas une solution miracle et il va donc falloir, là encore, faire preuve de mesure.

LE SIROP D'AGAVE

Il a longtemps été plébiscité. Extrait d'une plante, l'agave bleu, il possède un fort pouvoir sucrant tout en affichant un index glycémique des plus bas (20). Il contient également du fer et des minéraux. Sur le papier, il n'a donc que des qualités, mais, malheureusement, il est composé à plus de 60 % de fructose. Tout comme le miel, il faut donc le consommer avec modération.

LE SUCRE DE BOULEAU ET LA STÉVIA

Ce sont deux édulcorants naturels : le xylitol extrait du bouleau, d'un côté, et la stévia, de l'autre. Peu caloriques, ils possèdent un fort pouvoir sucrant, mais, là encore, quelques défauts : une consommation importante de xylitol peut provoquer des désagréments intestinaux et le goût amer de la stévia, proche de la réglisse, peut déplaire. Plus important, les édulcorants ne règlent pas les problèmes d'insulino-résistance et ne nous déshabituent pas du goût sucré. À manier avec prudence, donc.

LE SUCRE DE COCO

Le sucre de coco provient de la sève de la fleur de cocotier. Il contient des vitamines, des minéraux et des antioxydants. Il est donc intéressant pour ses qualités nutritives mais son index glycémique reste élevé (plus de 50). En cela, il ne diffère pas fondamentalement du sucre blanc.

LE SUCRE DES FRUITS

C'est sans doute le meilleur conseil à vous donner en matière de desserts : jouez avec les sucres naturellement présents dans les fruits pour sucrer vos préparations. Une tarte aux pommes sans sucres ajoutés sera bien assimilée par votre organisme – puisqu'elle contient des morceaux, contrairement à un jus ou une compote – et restera très savoureuse.

Choisir **SA FARINE**

Il n'y a pas que la farine blanche dans la vie ! Pour vos desserts, il existe en réalité une multitude de farines aux qualités nutritionnelles très intéressantes et possédant un index glycémique bien plus bas que celui de la farine de blé.

LA FARINE COMPLÈTE

La farine blanche régale nos papilles, mais notre taux de sucre dans le sang en pâtit. Heureusement, il est possible de faire de la pâtisserie autrement, tout en prenant du plaisir. Pour cela, direction le rayon farine d'un supermarché bio : surprise, vous y découvrirez une multitude de références ! On le répète, préférez toujours une farine complète ou semi-complète : plus votre farine sera riche en fibres, plus son index glycémique sera bas. En optant pour de la farine raffinée, vous vous privez de tous ses bienfaits, comme les minéraux. C'est bien dommage.

Les types de farines

La farine est obtenue par broyage du grain de blé, composé de trois parties : l'enveloppe – ou le son –, le germe et l'amande. Il existe un éventail de farines allant de 45 à 150 selon le degré de matières minérales qu'elles contiennent, également appelé taux de cendres. Pour bien choisir sa farine, il faut donc décrypter le numéro qui y est rattaché.

Type 45 : il s'agit de la farine blanche, la plus raffinée, fabriquée à partir de l'amande du grain de blé. Elle est utilisée dans la pâtisserie traditionnelle mais possède un index glycémique élevé.

Type 110 à 150 : il s'agit de la farine semi-complète ou complète, confectionnée à partir de toutes les parties du grain de blé. Son index glycémique est donc plus bas.

LES OLÉAGINEUX

Les farines d'oléagineux possèdent des caractéristiques gustatives tout aussi intéressantes que celle de blé, mais un index glycémique moins élevé : autour de 20 pour les farines d'amande, de noisette ou de cacahuète. Elles ont, par ailleurs, fait l'objet d'un traitement visant à retirer une partie de l'huile présente dans le fruit à coque et sont donc moins riches en lipides. Attention, elles ne doivent pas être confondues avec les poudres de fruits à coque, comme la poudre d'amande.

LA FARINE DE LUPIN

Imbattable avec son index glycémique de 15, la farine de lupin est très protéinée. Elle apporte une couleur jaune dorée à vos préparations. Quelque peu friable, elle s'utilise en complément d'une autre farine.

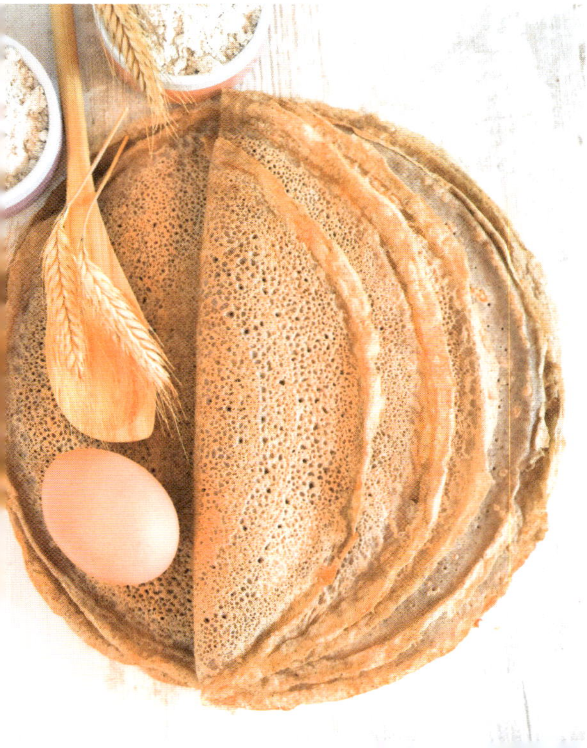

LA FARINE DE COCO

Très riche en fibres, la farine de coco est rassasiante. Elle possède en outre un petit goût de coco fort appréciable qui ajoute de la saveur aux desserts. Son index glycémique est de 35.

LA FARINE DE SARRASIN

Avec un index glycémique de 50, la farine de sarrasin donnera un goût rustique à vos préparations. Riche en fibres et en minéraux, en conséquence un peu lourde, elle ne convient donc pas aux pâtes devant gonfler, comme la pâte feuilletée.

LA FARINE DE POIS CHICHE

Très protéinée, la farine de pois chiche a un index glycémique de 35. Dépourvue de gluten, elle peut être utilisée dans un régime d'éviction, mais son goût prononcé peut néanmoins s'avérer gênant dans la préparation de desserts.

Il y aurait encore bien d'autres farines à citer, comme celles de teff, de lentille ou de seigle. Alors n'hésitez plus, allez faire un tour au rayon des farines et testez des recettes. Vous pourriez être étonné du résultat !

Recettes de desserts « DÉSUCRÉS »

Maintenant que vous savez comment faire le tri parmi les sucres et les farines, et que les index glycémiques des produits n'ont plus de secret pour vous, passons à la pratique, avec ces recettes de desserts gourmands qui appliquent les conseils donnés précédemment.

GLACES ET SORBETS

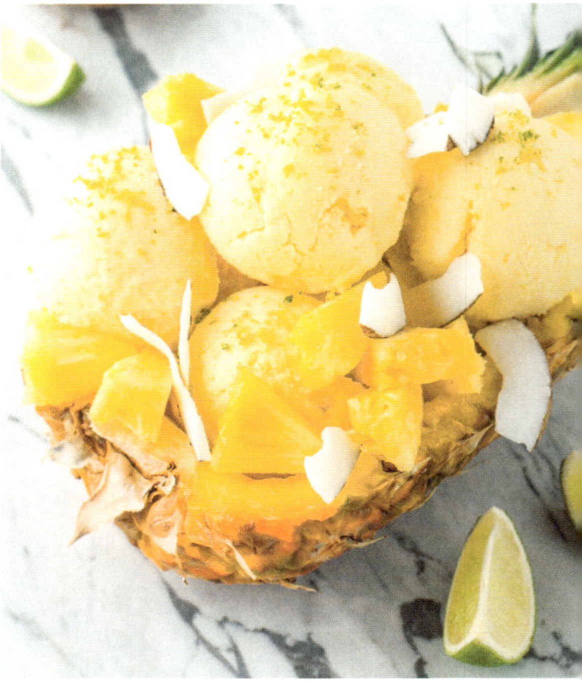

Dessert estival par excellence, il peut très bien se passer de sucre ! Pour cela, il vous suffit de choisir des fruits cueillis à maturité, qui regorgent de sucres naturels. Ensuite, vous n'avez plus qu'à trouver les bonnes associations. Voici quelques exemples :

- **Glace ananas-lait de coco :** mixez de l'ananas frais avec du lait de coco. Versez dans des moules et plantez un bâtonnet. Réservez au congélateur.
- **Glace banane-chocolat :** mixez des bananes avec du cacao non sucré. Réservez le mélange au congélateur avant de former de belles boules de glace.
- **Sorbet mangue-framboise :** mixez des framboises avec de la mangue avant de réserver au congélateur. L'acidité de la framboise est contrebalancée par la douceur de la mangue, un vrai régal ! Vous pouvez ajouter un yaourt à la préparation pour transformer ce sorbet en glace.

TARTE AUX POIRES

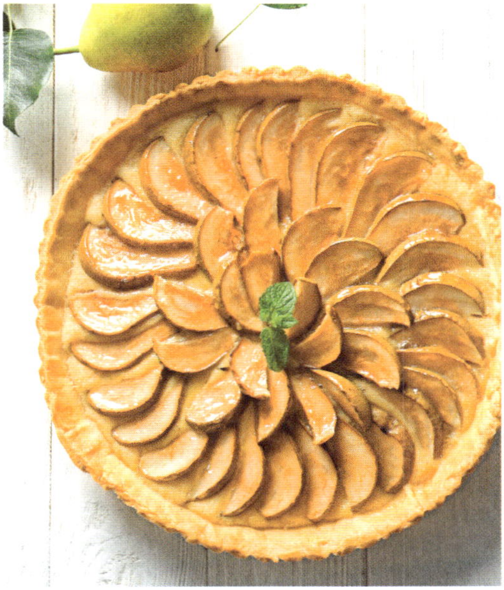

Ingrédients : 2 œufs • 100 g de poudre d'amande • 30 cl de crème fraîche • une gousse de vanille • 8 poires • une pâte feuilletée complète • 100 g d'amandes hachées.

1. Dans un bol, mélangez les œufs avec les amandes en poudre, la crème fraîche et la gousse de vanille.
2. Épluchez et coupez les poires en lamelles.
3. Étalez la pâte dans un moule à tarte et piquez-la à l'aide d'une fourchette. Placez-y les poires, puis versez l'appareil aux amandes. Saupoudrez d'amandes hachées. Enfournez pour 30 minutes à 180 °C.

CHEESECAKE

Ingrédients : 75 g de flocons d'avoine • 75 g de farine semi-complète • 100 ml de compote de pomme sans sucres ajoutés • 500 g de fromage frais type Saint Môret®, Philadelphia® ou Carré frais® • 2 œufs • 100 ml de crème épaisse • 20 ml d'huile de coco • une gousse de vanille • 400 g de fraises.

1. Mixez les flocons d'avoine, la farine et la compote. Étalez cette préparation au fond d'un moule préalablement beurré. Enfournez pour 20 minutes à 180 °C.
2. Mélangez le fromage frais avec les œufs, la crème, l'huile de coco et la gousse de vanille, et versez sur le fond de tarte.
3. Enfournez pour 40 minutes à 180 °C, laissez refroidir dans le four éteint, puis réservez au réfrigérateur. Servez avec les fraises mixées en coulis.

MOUSSE AU CHOCOLAT

Ingrédients : 200 g de chocolat noir à 75 %, 6 œufs.

1. Faites fondre le chocolat au bain-marie.
2. Séparez les blancs des jaunes d'œufs. Battez les jaunes et mélangez-les au chocolat fondu. Montez les blancs en neige et incorporez-les délicatement à la préparation pour ne pas les casser.
3. Réservez au réfrigérateur au moins 2 heures avant de servir.

L'alcool, un sucre **COMME LES AUTRES ?**

Les risques d'addiction et de cirrhose liés à l'alcool sont connus du grand public. Mais sa consommation engendre également des problèmes métaboliques, favorisant la prise de poids. Voici quelques règles à suivre pour en limiter les effets, la première d'entre elles étant celle que vous connaissez déjà : la modération !

LA FERMENTATION DU SUCRE

L'alcool est issu de la fermentation des sucres présents dans les fruits, les grains ou les racines. Les levures digèrent ces sucres pour les transformer en alcool. En viticulture, il existe une règle de base : 17 grammes de sucre produisent 1 degré d'alcool. En conséquence, plus un alcool est fort et plus il contient de sucre. Voici donc une deuxième règle à retenir : préférez les boissons ayant un faible degré d'alcool.

LES SUCRES RÉSIDUELS

Les degrés ne sont pas le seul élément à prendre en compte pour déterminer la quantité de sucre présente dans une boisson alcoolisée. Lorsque le raisin utilisé dans

Les degrés

Que signifient les degrés indiqués sur les boissons alcoolisées ?
Un degré représente la proportion d'alcool contenue dans 100 millilitres de breuvage. Dans une boisson à 35 degrés, par exemple, vous trouverez 35 millilitres d'alcool pour 100 millilitres. Sachez enfin que, dans un verre servi dans un restaurant ou un bar, la quantité d'alcool est toujours similaire, à savoir plus ou moins 10 grammes.
C'est pour cette raison que le verre de whisky est infiniment plus petit que le demi de bière.

7 calories

1 gramme d'alcool contient 7 calories, quand 1 gramme de sucre n'en contient que 4. L'alcool est donc plus calorique que le sucre et contient surtout des calories vides, qui apportent leur énergie mais peu de nutriments essentiels.

la fabrication du vin contient beaucoup de sucre, les levures ne parviennent pas à le transformer intégralement en alcool : il reste ce qu'on appelle des sucres résiduels. Ainsi, les « vendanges tardives », réalisées à partir de raisins très mûrs de cépages alsaciens, produiront des vins plus sucrés que les vins blancs secs traditionnels. Enfin, certains processus de fabrication autorisent l'ajout de sucre après la récolte : en viticulture, on nomme cela l'enrichissement des vins. Mais ce procédé reste très réglementé.

LES COCKTAILS, À FUIR !

Les cocktails constituent des bombes de sucre car, à l'alcool fort utilisé, comme le rhum, la vodka ou le whisky, sont ajoutés des jus de fruits ou des sirops. Ces boissons sont donc à fuir. Répétez après moi : « La *piña colada*, très peu pour moi ! »

LES EFFETS MÉTABOLIQUES DE L'ALCOOL

L'alcool est principalement métabolisé par le foie. Il a donc des effets très similaires au fructose que nous avons évoqué précédemment. Consommé en excès, l'alcool est transformé en graisse qui se loge autour du foie, menant à la « maladie du foie gras » ou stéatose hépatique alcoolique. À terme, cette accumulation crée une inflammation des cellules hépatiques : l'hépatite alcoolique. Si le patient ne change pas ses habitudes, l'hépatite détruira les cellules du foie, débouchant sur la cirrhose qui deviendra irréversible. La greffe de foie restera alors la seule option. Nous rappelons donc que l'abus d'alcool reste très dangereux pour la santé et qu'il doit être consommé avec la plus grande des modérations.

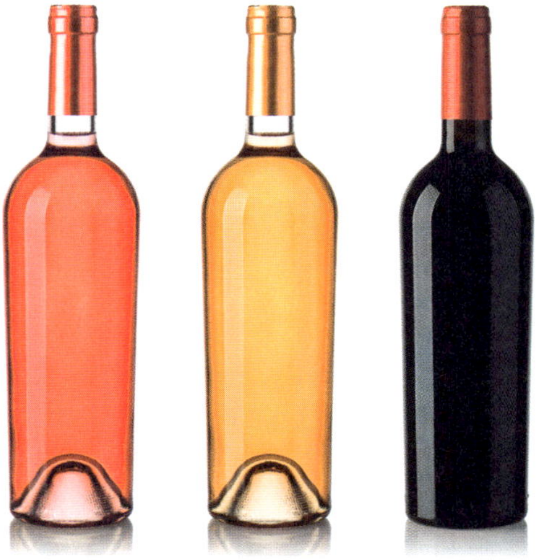

Alcool
ET CALORIES

Voici un classement des boissons alcoolisées selon leur apport calorique, pour vous aider à faire votre choix à l'heure de l'apéritif.

Ce classement présente le nombre de calories contenues dans un verre standard de boisson alcoolisée. Cela n'aurait, en effet, aucun sens de comparer 1 litre de vin avec 1 litre de whisky puisque nous ne buvons pas les mêmes quantités de boissons selon le degré d'alcool qu'elles contiennent. Autre remarque, nous savons que les calories sont un outil de comparaison imparfait, mais il a été choisi ici dans un souci de clarté.

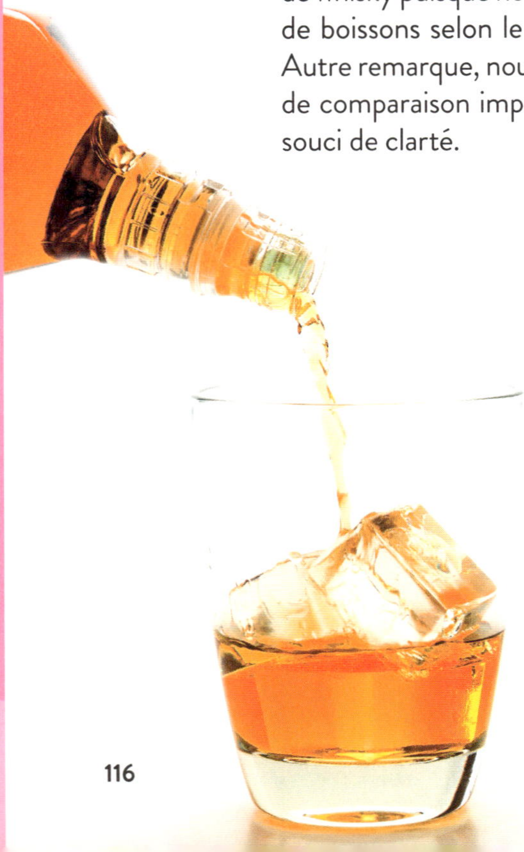

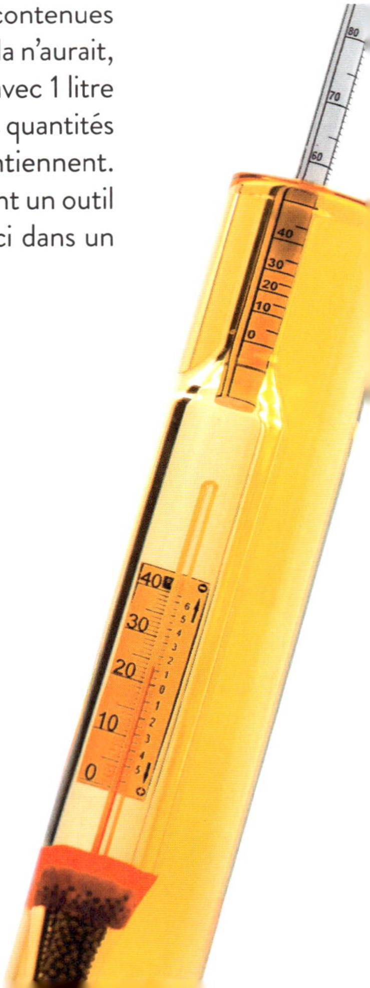

ALCOOL	CALORIES
Le verre de rhum 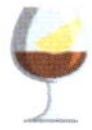	+ ou - 70 calories
Le verre de vodka	+ ou -70 calories
Le verre de whisky 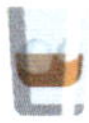	+ ou - 70 calories
Le verre de pastis	+ ou - 70 calories
La flûte de champagne 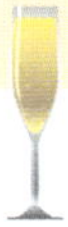	+ ou - 80 calories
Le verre de vin blanc sec ou de rosé	+ ou - 85 calories
Le verre de vin rouge 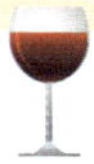	+ ou - 90 calories
Le kir	+ ou - 100 calories
Le demi de bière 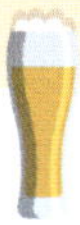	+ ou - 100 calories
Le mojito	+ ou - 100 calories
Le porto 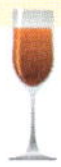	+ ou - 120 calories
Le verre de vin liquoreux	+ ou - 150 calories
Le verre de *piña colada* 	+ ou - 400 calories

AGIR

Les enfants :
LE SEVRAGE NÉCESSAIRE

Bien qu'ils soient en pleine croissance, les enfants ne doivent pas consommer du sucre en excès. Or, quelle que soit la catégorie d'âge à laquelle ils appartiennent, les statistiques montrent qu'ils dépassent les recommandations de santé en la matière. Dans ce chapitre, nous allons donc vous donner des clés pour « désucrer » l'alimentation de vos enfants.

Petits, mais grands **CONSOMMATEURS DE SUCRE**

L'Anses alerte sur la consommation excessive de sucre des enfants. Cette appétence pour le goût sucré n'est pas sans conséquences sur la santé, y compris pour les plus petits : la croissance ne protège pas des risques de diabète et d'obésité engendrés par une alimentation déséquilibrée.

LE GOÛT DE L'ENFANCE

Le sucré est intimement lié à l'enfance. Les plus petits en raffolent et leurs parents ne voient pas de mal à ce qu'ils consomment des aliments sucrés alors qu'ils sont en pleine croissance. C'est bien connu, il en faut de l'énergie pour grandir ! Alors, si le sucre constitue un carburant pour nos muscles et nos cellules, pourquoi s'en priver ? Gâteaux, bonbons, sirops, pâtes à tartiner, barres chocolatées : les friandises font partie de l'alimentation des enfants qui en dégustent quotidiennement.

Recommandations de l'Anses

L'Anses s'est basée sur les quantités de sucres totaux recommandées aux adultes, hors produits laitiers, en les adaptant à la corpulence des enfants. Elle préconise ainsi :

- **60 grammes** par jour pour les 4-7 ans ;
- **75 grammes** par jour pour les 8-12 ans ;
- **100 grammes** par jour pour les 13-17 ans.

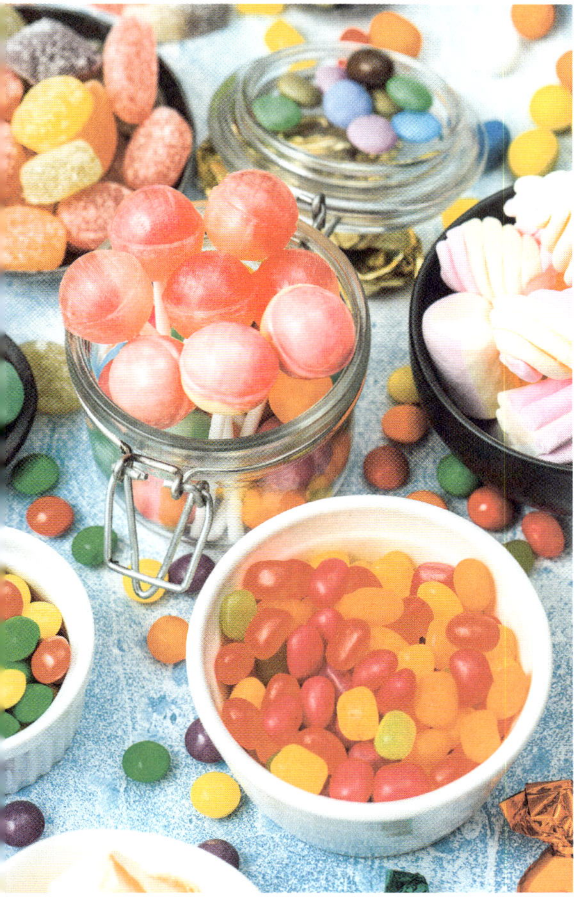

Ce constat s'applique à 75 % des 4-7 ans, 60 % des 8-12 ans et 25 % des 13-17 ans. À titre de comparaison, seuls 20 % des adultes sont concernés. L'agence conclut : « Au regard des risques sanitaires liés à ces chiffres, l'Anses estime urgent de mettre en place des mesures efficaces visant à la diminution de la consommation de sucres totaux. » Deux catégories de produits sont directement incriminées : les boissons sucrées, d'une part, et les pâtisseries, biscuits et gâteaux, de l'autre.

UNE APPÉTENCE QUI N'EST PAS SANS CONSÉQUENCES

Aujourd'hui, les enfants ne sont plus épargnés par l'obésité et l'Organisation mondiale de la santé dresse un tableau peu optimiste à ce sujet : d'ici 2022, le nombre d'enfants et d'adolescents obèses dans le monde sera supérieur à celui d'enfants dénutris.

L'ALERTE DE L'ANSES

Conséquence de ces comportements, en fin de journée, la note s'avère… sucrée, et même très sucrée. Dans ses nouvelles préconisations parues en 2019, l'Agence nationale de sécurité sanitaire de l'alimentation tire la sonnette d'alarme : les enfants, toutes catégories d'âge confondues, dépassent la consommation journalière recommandée.

Le facteur social

Les enfants d'ouvriers sont davantage touchés par le surpoids et l'obésité que les enfants de cadres : ces fléaux concernent 16 % des enfants d'ouvriers en grande section de maternelle et 22 % de ceux en CM2, contre 7 % et 13 % des enfants de cadres.

En 40 ans, l'obésité infantile des 5-19 ans a été multipliée par dix, et la France n'est pas épargnée : 12 % des enfants en grande section de maternelle sont en surcharge pondérale et 3,5 % d'entre eux sont obèses. Parmi les enfants en surpoids à l'âge de 6 ans, près d'un sur deux le sera toujours en classe de troisième. Or le lien entre consommation de sucre et prise de poids est bien connu, et l'on sait également qu'à long terme, l'obésité mène souvent à développer un diabète de type 2. Il apparaît donc urgent d'intervenir dès le plus jeune âge.

UNE EXPLICATION BIOLOGIQUE ?

Les enfants possèdent naturellement un goût prononcé pour le sucre. Tous les parents le savent, faire manger des légumes verts à des petits de 2 ans est un véritable challenge, mais proposez-leur un yaourt chocolaté ou une part de riz au lait, et ils en redemandent !

« L'autre poudre blanche »

Le sucre est parfois appelé « l'autre poudre blanche », en comparaison avec la cocaïne. Plusieurs études ont en effet cherché à comparer le pouvoir addictif de ces deux substances. Pour ce faire, des rongeurs ont été mis en présence de sucre et de cocaïne, et, confrontés à ces deux produits, ils ont eu tendance à préférer le sucre, prouvant que ce dernier avait un pouvoir addictif supérieur à celui la cocaïne. Par ailleurs, les souris contraintes au sevrage de sucre auraient montré des symptômes de manque similaire à ceux d'une drogue. Plus étonnant encore, les résultats de ces expériences étaient identiques lorsque le sucre se voyait remplacé par un édulcorant !

Il y aurait peut-être une explication biologique à cette préférence pour le goût sucré, qui serait inscrite dans nos gènes. Les aliments sucrés auraient, en effet, présenté un avantage évolutif à la préhistoire en raison du nombre important de calories, et donc d'énergie, qu'ils apportent. Les aliments amers, eux, auraient été plus susceptibles de s'avérer toxiques. Nous aurions donc tendance à préférer le sucre dans les premières années de notre existence par pur instinct de survie. Une appétence naturelle censée se modérer avec l'âge et l'expérience.

TRÈS ADDICTIF

Habituer ses enfants à manger sucré, c'est également leur donner de mauvaises habitudes pour l'avenir, car il n'est pas si facile de se départir de ses envies de sucre. Ce dernier aurait en effet un pouvoir très addictif. Selon une méta-analyse compulsant plus

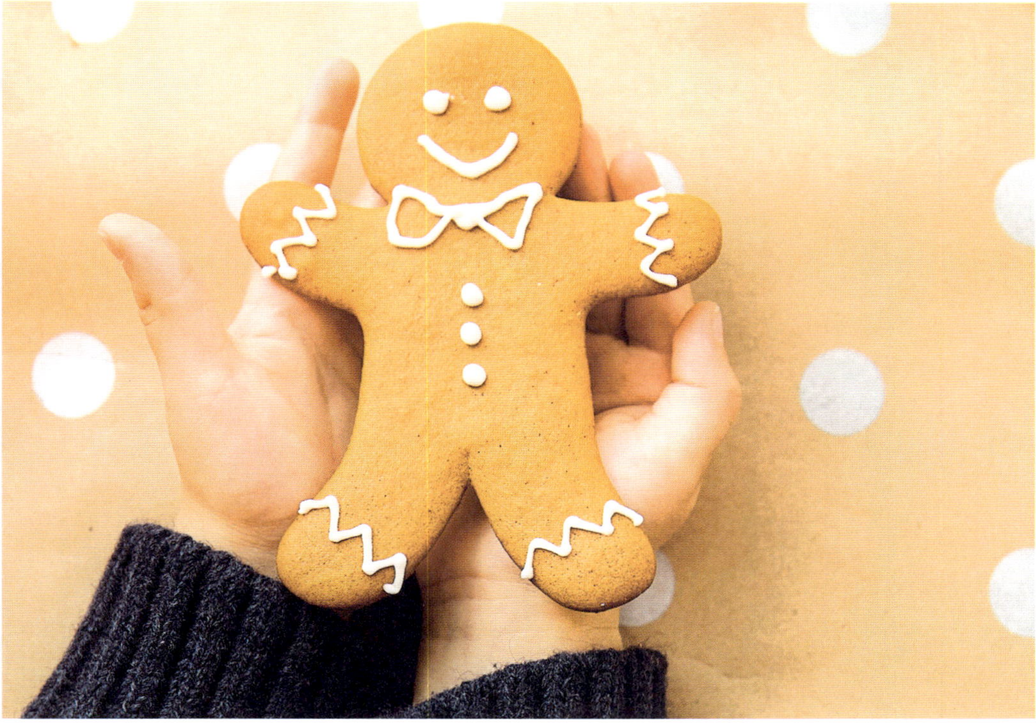

d'une soixantaine d'études, parue en 2017 dans le *British Journal of Sports Medicine*, la consommation de sucre procurerait des effets similaires à celle de la cocaïne, notamment parce qu'elle altère l'humeur. Le sucre induit du plaisir et active les mécanismes cérébraux de la récompense, ce qui donne envie d'y revenir.

TROP TARD ?

Vos enfants dévorent des barres chocolatées au goûter et s'empiffrent de gâteaux à la première occasion ? Vous vous dites qu'il est trop tard et que leur dépendance au goût sucré est déjà bien installée ? Pas de fatalité, et surtout pas avec les enfants ! La plasticité de leur cerveau nous étonne tous les jours et ils sont dotés d'une incroyable faculté d'adaptation. Il suffit de leur montrer la voie !

Dans les prochaines pages, nous vous aiderons à débusquer les aliments trop sucrés consommés par vos enfants et à trouver de meilleures alternatives pour leur santé. Des alternatives gourmandes, bien sûr, car sans cet argument de taille, vous n'arriverez jamais à les convaincre d'opérer ce changement ! Alors, on y va ?

Arrêter les produits **TRANSFORMÉS**

Dès leur plus jeune âge, les enfants consomment des produits transformés, souvent très riches en sucre. Ainsi, la première mesure à prendre pour rééquilibrer leur alimentation consiste à cibler ces produits, pour les éliminer.

DÈS LE PLUS JEUNE ÂGE

La consommation de produits transformés par l'industrie agroalimentaire commence dès la naissance. Le lait infantile, en effet, s'il est fabriqué à partir de lait de vache, est profondément remanié pour répondre aux besoins spécifiques des nourrissons. Et même les enfants nourris au sein se voient proposer du lait infantile après le sevrage, puisque le lait classique n'est pas adapté à la digestion des petits. Mais qu'en est-il après ? Entre 0 et 17 ans, les deux tiers des produits qu'ils consomment sont issus de l'industrie agroalimentaire*. C'est beaucoup plus qu'à l'âge adulte, où la part de l'industriel dans l'alimentation avoisine les 50 %. L'Anses encourage le fait maison, qui permet de se rendre compte de la quantité de sucre ajoutée dans les préparations et empêche également d'ingérer des sucres cachés.

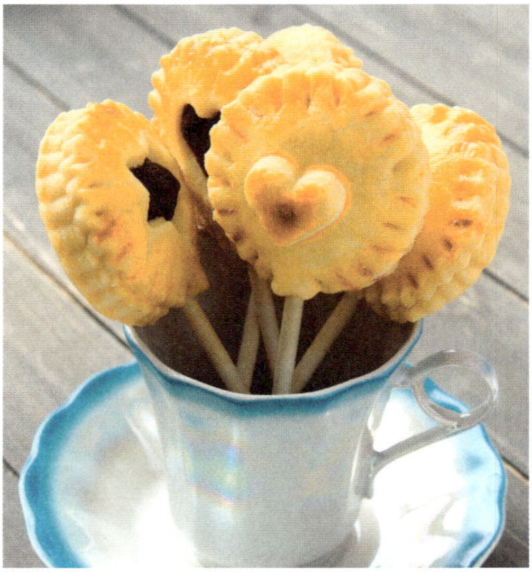

* Anses, « Étude individuelle nationale des consommations alimentaires 3 (INCA 3) », 2017.

La cible privilégiée des industriels

Utilisant des couleurs vives et des personnages rigolos, les industriels adaptent leurs emballages pour attirer un jeune public. En 2018, un rapport de l'Organisation mondiale de la santé estimait que les enfants français continuaient « d'être exposés à des messages commerciaux vantant les mérites d'aliments riches en graisses, en sel et en sucre ». Il est donc indispensable que les parents s'interposent entre ces messages et leurs enfants, et qu'ils vérifient les qualités nutritionnelles des produits – en attendant que les pouvoirs publics agissent plus efficacement pour limiter ces dérives.

LES CÉRÉALES DU PETIT DÉJEUNER

Au rayon petit déjeuner, les céréales constituent les produits ultra-transformés par excellence. Vendues sous la forme de pétales soufflés ou extrudées, elles résultent d'un procédé industriel de cuisson qui rend l'amidon très digeste, mais également très rapidement assimilable par l'organisme. Elles comportent par ailleurs de nombreux additifs. Résultat : il s'agit d'aliments hyperglycémiants et qui ne sont pas rassasiants.

LE GOÛTER

Avec le petit déjeuner, le goûter demeure l'autre moment où les enfants ont le plus souvent accès à des produits sucrés ultra-transformés. Si les industriels insistent sur les bienfaits de la farine utilisée dans leurs gâteaux pour faire croire à des aliments sains et énergétiques, ils omettent de parler des quantités astronomiques de sucre qu'ils ajoutent à leurs préparations, réduisant ainsi considérablement leur intérêt nutritionnel. En conséquence, ces friandises ne doivent en aucun cas faire partie du quotidien des enfants. Mais par quoi les remplacer ? C'est ce que nous allons maintenant découvrir.

Des aliments adaptés

Jusqu'à 3 ans, les enfants ont des besoins spécifiques et ne doivent pas manger comme les adultes. Ainsi, lorsque vous achetez des aliments en supermarché, préférez :

- de la nourriture vendue au rayon infantile, qui répond à un cahier des charges précis ;
- de la nourriture bio, de préférence, dont la réglementation est plus stricte sur l'emploi d'additifs et de pesticides.

Le petit déjeuner MOINS SUCRÉ

Le petit déjeuner, c'est la première occasion de commencer une journée peu sucrée. Mais comment s'y prendre avec des enfants qui ne feront pas l'impasse sur la gourmandise ? Revenir à des aliments simples et faits maison.

LE PETIT DÉJEUNER ÉQUILIBRÉ

Que contient un petit déjeuner équilibré ? Voici la première question à se poser. Et la réponse n'est pas évidente tant les formules diffèrent selon les pays, les cultures et les habitudes de chacun. D'un point de vue médical, les nutritionnistes s'accordent sur trois fondamentaux qui devraient se retrouver dans le petit déjeuner d'un enfant :

- une base céréalière, pour apporter de l'énergie et tenir jusqu'au déjeuner ;
- un produit laitier, source de calcium et de protéines ;
- un fruit, source de vitamines.

Petite devinette

Combien d'oranges faut-il presser pour obtenir un verre de jus d'orange ? Les fruits ne sont pas tous de taille identique, mais comptez trois à quatre oranges pour un verre ! Mangeriez-vous quatre oranges au petit déjeuner sans vous sentir quelque peu ballonné ? Vous n'éprouveriez en revanche aucune difficulté à boire un, voire deux verres de jus d'orange. Voici pourquoi les jus de fruits nous amènent à ingérer plus de sucre que les fruits entiers.

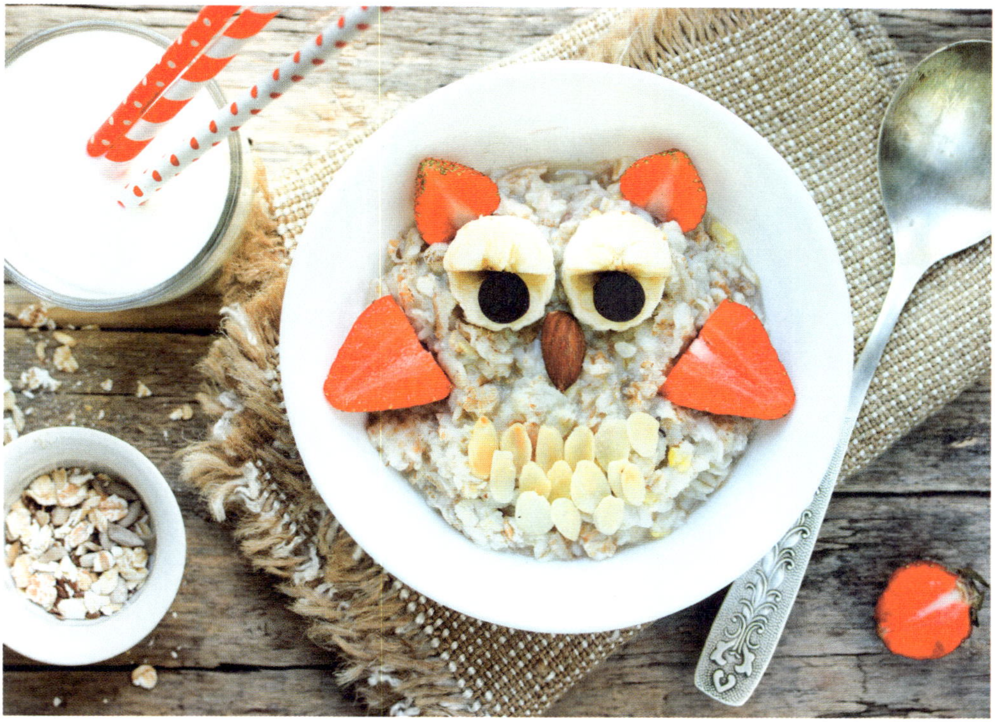

Le pain de mie n'est pas l'ami de vos enfants

Il est tentant de donner du pain de mie aux enfants. C'est un aliment qu'ils acceptent très facilement car il n'a pas de croûte et nécessite peu de mâche. Mais attention, le pain de mie n'a rien à voir avec le pain. Il s'agit d'un produit transformé et, surtout, les industriels y ajoutent du sucre, parfois sous la forme de sirop de glucose-fructose dont on a déjà expliqué les effets dévastateurs.

LES CÉRÉALES

Nous l'avons vu, les céréales ultra-transformées sont à bannir. Pour les remplacer, il existe un aliment simple, peu coûteux et très facile à trouver : le pain ! Il s'agit d'un aliment peu transformé, rassasiant et qui convient parfaitement aux enfants. Choisissez-le avec des céréales complètes, de préférence, et au levain naturel. Pour l'accompagner, là encore, des écueils sont à éviter. La célèbre pâte à tartiner aux noisettes ne contient en réalité que 13 % de noisettes mais beaucoup de sucre – la moitié du pot ! Préférez du beurre avec une confiture faite maison, dont

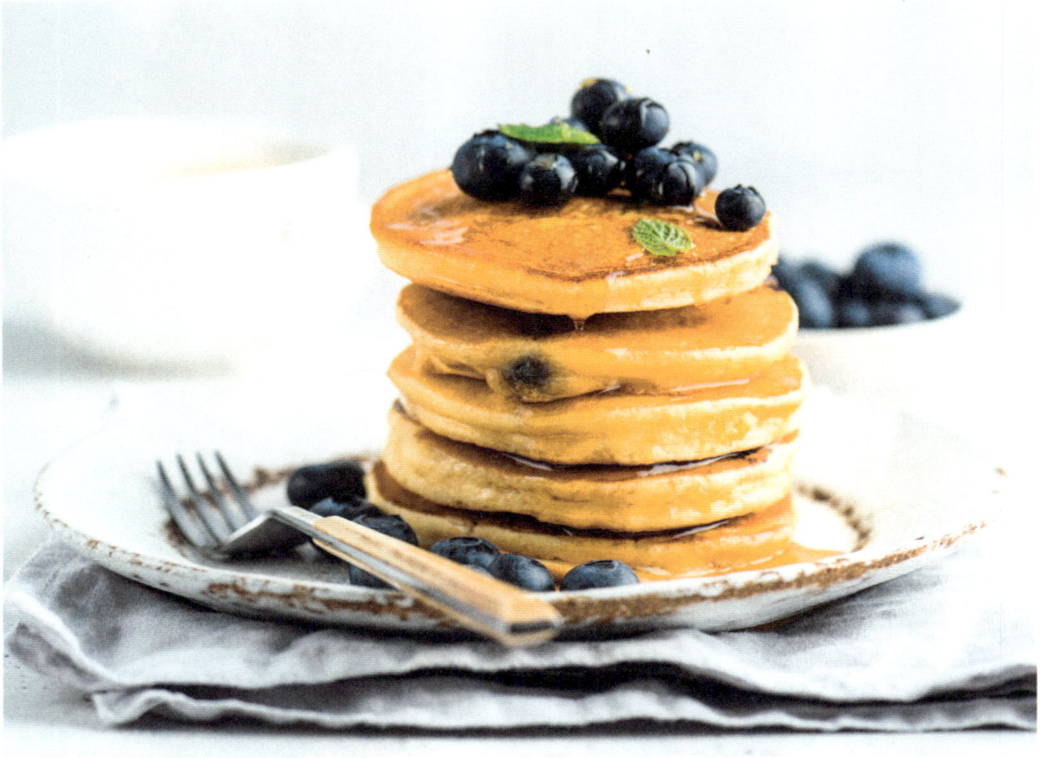

vous contrôlerez la teneur en sucre, ou une pâte à tartiner moins sucrée, contenant une plus grande quantité de fruits à coque.

LES PRODUITS LAITIERS

Le lait entier, aux multiples bienfaits, est le meilleur allié des enfants en pleine croissance. Mais les parents savent bien qu'il est parfois difficile d'en faire boire aux plus grands et l'aromatisent pour le rendre plus attractif. Il faut néanmoins comprendre que le premier ingrédient des poudres cacaotées industrielles n'est pas le cacao, mais le sucre. Ces produits sont donc à proscrire, et, là encore, il faut revenir au fait maison. Si votre enfant aime le chocolat chaud, faites fondre du chocolat noir dans du lait et ajoutez-y un peu de sucre, dont vous contrôlerez la quantité. Il est également possible d'aromatiser le lait avec des gousses de vanille. Si le lait n'est pas une option, optez pour un yaourt nature, du fromage blanc ou une faisselle que vous pourrez agrémenter d'une touche de miel, de confiture, ou de quelques oléagineux en poudre.

LES FRUITS

Il s'agit de l'un des points clés à retenir : il faut arrêter de donner systématiquement du jus de fruits aux enfants ! L'Anses alerte sur la consommation de jus de fruits qu'elle classe désormais dans la catégorie des boissons sucrées, au même titre que les sodas. Dépourvu de fibres, le jus de fruits est moins rassasiant que les fruits et les sucres qu'il contient plus vite assimilés par l'organisme, comme nous l'avons déjà expliqué. Les smoothies sont à placer dans cette même catégorie. Alors comment apporter des vitamines à vos enfants ? Préférez les fruits entiers, en salade ou au moins en compote. Ils leur offriront tous leurs bienfaits sans être des « bombes de sucre ».

La recette du pain perdu

Il est idéal pour ne pas gâcher les restes de pain dur et égayer son quotidien : j'ai nommé le pain perdu ! Une recette très simple dont on possède généralement toujours les ingrédients chez soi. Battez des œufs, du lait et un peu de sucre dans une assiette creuse, plongez vos restes de pain dans cet appareil et faites-les revenir dans une poêle avec une noisette de beurre. Petite astuce pour limiter le sucre : ajoutez de la cannelle qui parfumera votre préparation et la rendra plus savoureuse. Votre pain perdu est prêt à être dégusté nature ou, si c'est jour de fête, avec un peu de confiture !

VARIER LES PLAISIRS

La monotonie, voici l'autre ingrédient à éliminer pour manger moins sucré. En variant les plaisirs, vos enfants éduqueront leur palais et accepteront de se nourrir de manière plus équilibrée. Pour développer cette éducation gustative et contrôler les quantités de sucre, le fait maison est primordial. Le week-end, quand vous aurez le temps, remplacez le pain du matin par un gâteau, une brioche, des crêpes ou des pancakes. Les enfants en raffolent et, bien cuisinés, ils constituent une bonne alternative aux produits industriels. Vous pouvez même les sensibiliser en cuisinant avec eux et en attirant leur attention sur les quantités de sucre utilisées. Et pourquoi ne pas tenter également un brunch à l'anglaise, avec des œufs et du bacon ? Là encore, les enfants n'auront pas de mal à les déguster. Vous l'aurez compris, il ne s'agit pas de priver les enfants de gourmandise, mais de s'assurer qu'ils se font plaisir avec des ingrédients de qualité.

L'heure
DU GOÛTER

Pour que goûter ne rime plus avec sucré, voici quelques idées de recettes diététiques. Pour plaire aux enfants, nous avons tenté d'imiter leurs gâteaux industriels préférés, mais en proposant une alternative plus saine.

LE GÂTEAU SAVANE®

Ingrédients : 3 œufs • 50 g de miel ou de sirop d'agave (ou un mélange des deux) • 50 g de lait de vache • 50 g de beurre • 100 g de farine semi-complète • 70 g de poudre de noisette • ½ sachet de levure chimique • 30 g de poudre de cacao non sucrée.

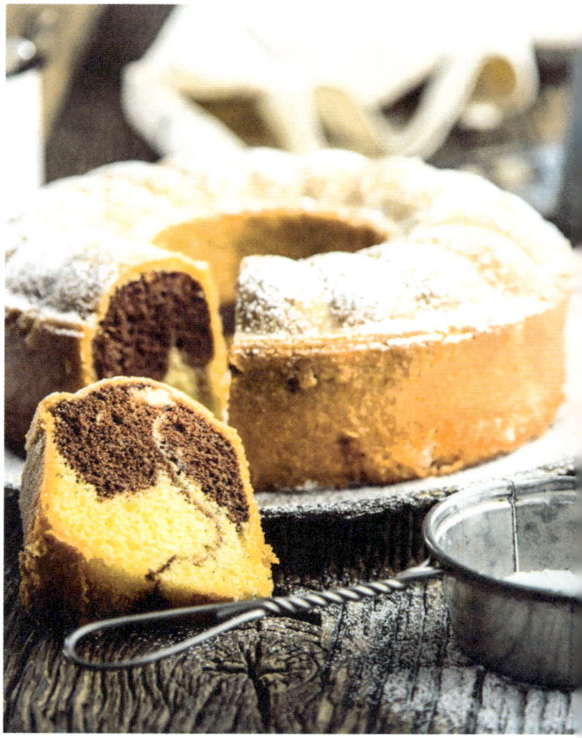

1. Dans un saladier, mélangez les œufs, le miel, le lait et le beurre fondu.
2. Ajoutez ensuite petit à petit la farine, la poudre de noisette et la levure.
3. Divisez la préparation en deux et ajoutez la poudre de cacao à l'un des mélanges.
4. Versez alternativement les préparations dans un moule à cake beurré et fariné,

puis enfournez pour environ 30 minutes à 180 °C.

LE BOUNTY®

Ingrédients : 200 g de noix de coco râpée • 200 ml de lait de coco • 1 cuillère à soupe de sirop de coco • 1 cuillère à soupe d'huile de coco • 250 g de chocolat noir.

1. Dans un mixeur, mélangez la noix de coco râpée avec le lait, le sirop et l'huile de coco.
2. Avec cette préparation, formez de petits boudins et disposez-les sur une planche, puis placez-les 15 minutes au congélateur.
3. Pendant ce temps, faites fondre votre chocolat dans une casserole. À l'aide d'une pince, plongez-y vos boudins de coco solidifiés, puis placez-les 1 heure au frais.

LES BARQUETTES À LA FRAISE

Ingrédients : 3 œufs • 50 g de sucre • 50 g de farine de blé • 20 g de poudre d'amande • 80 g de fraises • 15 g de sirop d'agave • 1 cuillère à café d'agar-agar.

1. Séparez les blancs d'œufs des jaunes et montez-les en neige.
2. Mélangez 2 jaunes d'œufs avec le sucre, la farine et la poudre d'amande, et incorporez les blancs à cette préparation à l'aide d'une spatule, sans les faire retomber.
3. Versez-la dans des petits moules à calissons, puis enfournez pour 10 minutes à 160 °C.
4. Pour la garniture aux fraises, mixez les fraises équeutées avec le sirop d'agave et la poudre d'agar-agar. Réchauffez ensuite le mélange jusqu'à l'apparition de petites bulles, puis réservez.
5. Pressez le centre du biscuit avec votre doigt ou une petite cuillère, et versez-y un peu de la confiture obtenue. Réservez au frais pendant 1 heure.

LES MIKADO®

Ingrédients : 40 g de noisettes • 100 g de farine • 25 g de sucre • 20 g de beurre • 100 g de chocolat noir.

1. Écrasez grossièrement les noisettes et torréfiez-les 5 minutes à 180 °C.
2. Pendant ce temps, mélangez entre vos doigts la farine, le sucre, le beurre, puis un peu d'eau pour obtenir une boule de pâte sablée.
3. Formez 10 boudins fins et déposez-les sur une plaque recouverte de papier sulfurisé, puis enfournez-les pour 15 minutes à 180 °C. Réservez.
4. Faites fondre le chocolat au bain-marie, enrobez les biscuits, puis saupoudrez-les de noisettes grillées. Réservez 1 heure au frais.

Le sucre influence-t-il **LE COMPORTEMENT DES ENFANTS ?**

La consommation de sucre pourrait-elle également impacter le comportement des enfants ? De nombreux parents pensent que le sucre a tendance à les exciter, mais la science est-elle du même avis ? Faisons le point.

LE GOÛTER D'ANNIVERSAIRE

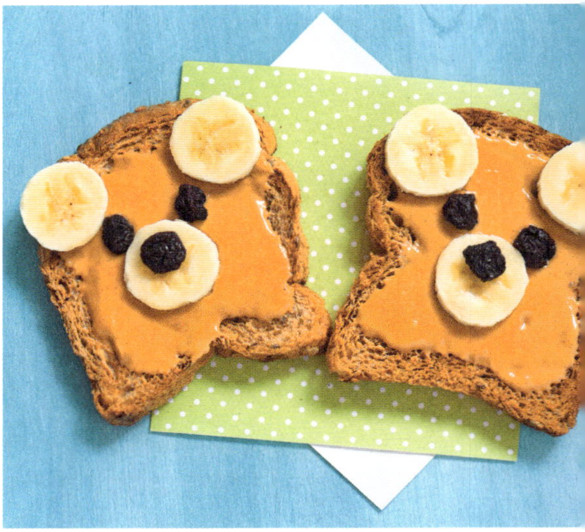

Pour les 6 ans de votre enfant, vous organisez une belle fête d'anniversaire. Pour le goûter, vous avez décidé de lâcher les vannes : c'est sucre à volonté ! Friandises en tout genre, bonbons, chocolats et, bien sûr, clou du spectacle, un gâteau décoré en pâte à sucre. Tout parent qui vient de lire ces lignes connaît la suite de l'histoire : la joie des enfants à la vue du buffet et le vôtre qui exulte de plaisir, la première poignée de bonbons avalée avec délectation, puis les suivantes enchaînées avec frénésie, les rires qui laissent rapidement place aux cris. La tension monte d'un cran et votre enfant a de plus en plus de mal à gérer ses émotions. À l'ouverture des cadeaux, la crise de nerfs devient inévitable. Vous vous retrouvez à hurler et à le punir alors que vous vouliez juste lui faire plaisir.

Un régime qui a fondé le mythe

En 1973, le pédiatre Benjamin F. Feingold suggère qu'il existerait un lien de cause à effet entre l'alimentation et le comportement hyperactif de certains enfants. Il développe alors le « régime Feingold », dénué de colorants alimentaires et de parfums artificiels, afin de traiter l'hyperactivité. Si ce régime ne visait pas directement le sucre, cet ingrédient se retrouvait dans de nombreux aliments proscrits. C'est ainsi que le lien entre sucre et excitation est apparu dans l'imaginaire collectif. Les études sur l'efficacité de ce régime ont, quant à elles, donné des résultats contradictoires.

LE SUCRE, RESPONSABLE ?

Pour de nombreux parents, une consommation excessive de sucre entraînerait excitation et hyperactivité chez leurs enfants. Mais force est de constater que les études scientifiques qui se sont penchées sur le sujet n'établissent pas de lien clair entre le sucre et l'altération du comportement des plus jeunes. Si l'on reprend l'exemple du goûter d'anniversaire, difficile en effet de savoir si l'excitation était due à la consommation de sucre ou à la joie de se retrouver, aux jeux collectifs, à l'ouverture des cadeaux ou au regard des parents. Y aurait-il eu moins de tension sans sucre ? Le contexte de la consommation peut avoir un impact non négligeable dans ce phénomène.

LA CONCENTRATION

La consommation de sucre est également accusée de perturber la concentration des enfants. Dans ce cas précis, il existe un mécanisme très connu qui pourrait expliquer ce phénomène : c'est l'hypoglycémie, qui suit une prise de sucre importante, provoquée par la forte décharge d'insuline libérée par le pancréas pour débarrasser le sang du glucose. Un état qui n'offre pas les meilleures conditions de concentration. Il est donc conseillé, avant un examen, ou tout simplement pour bien écouter en classe, de privilégier des sucres à diffusion lente dans l'organisme.

Le sugar rush

Les Anglo-Saxons ont inventé une expression : le *sugar rush*. Elle désigne l'état d'excitation dans lequel se trouvent les enfants après une forte consommation de sucre. Elle est souvent employée pour évoquer le comportement des plus jeunes se gavant de friandises lors d'anniversaires ou d'Halloween.

Préserver les dents
DES ENFANTS

Le sucre détériore la santé bucco-dentaire et ce n'est pas parce que les dents des enfants ne sont pas définitives qu'ils ne sont pas concernés par le problème, bien au contraire. Les caries sont en effet à l'origine de graves problèmes de santé dès le plus jeune âge.

L'ENNEMI DES PETITES QUENOTTES

C'est bien connu, le sucre est mauvais pour les dents. Mais quel phénomène scientifique se cache derrière cet adage populaire ? Les vraies fautives, ce sont les bactéries qui ont élu domicile dans notre bouche et particulièrement les streptocoques *mutans* et les lactobacilles, qui se nourrissent de sucre. En le captant dans notre alimentation, elles dégagent un acide qui s'attaque à l'émail de nos dents et crée des micro-trous dans lesquels s'engouffrent de nouvelles bactéries : c'est la carie.

LE SYNDROME DU BIBERON

Les enfants en bas âge ne sont pas épargnés et développent parfois des caries précoces en raison de ce que l'on nomme le « syndrome du biberon ». Pour apaiser les enfants, les mamans ont tendance à les endormir au

Tous les sucres concernés

Pour protéger les dents de nos enfants, on pense avant tout à limiter les friandises, mais elles ne sont pas les seules coupables. Tous les sucres provoquent des caries : le glucose, le fructose, mais également l'amidon des féculents ou le lactose du lait. Prudence, donc !

sein, avec une tétée. Les parents peuvent également leur donner un biberon au coucher, juste avant l'endormissement. Or ces pratiques provoquent des caries : le lait se compose en effet de lactose, un sucre qui détériore l'émail des dents, et, la nuit, il a tendance à macérer dans la bouche de l'enfant qui salive beaucoup moins en dormant.

DE GRAVES CONSÉQUENCES

Les dents de lait étant provisoires, il est tentant de ne pas se préoccuper de la santé bucco-dentaire de ses enfants avant l'arrivée des dents définitives. Mais c'est une grave erreur : des caries précoces peuvent empêcher un enfant de bien s'alimenter, et, s'il perd des dents trop prématurément par négligence de soin, sa mâchoire pourrait ne pas se développer correctement, entraînant des problèmes de déglutition et parfois d'élocution. Les premières dents, en effet, permettent, *via* la mastication, l'élargissement de la mâchoire et la prépare à l'arrivée des dents définitives. En outre, les dents de lait cariées fragilisent les futures dents définitives, qui seront, en conséquence, plus sujettes aux caries.

DES MESURES DE PRÉVENTION SIMPLES

Il n'y a pas de fatalité en la matière et une bonne hygiène bucco-dentaire, cela s'apprend !

Dentifrice or not dentifrice ?

Faut-il donner du dentifrice fluoré aux enfants ? Le fluor protège les dents, mais en trop grande quantité, il est néfaste et peut provoquer une fluorose. Or, avant 3 ans, les petits n'ont souvent pas la capacité de cracher et avalent leur dentifrice. Les dentistes conseillent donc, jusqu'à cet âge, de leur laver les dents à l'eau ou avec une trace de dentifrice fluoré adapté. Il en existe de très peu dosés en fluor, avec des goûts fraise ou *bubble gum*, ce qui peut parfois aider à motiver les enfants réticents.

Voici quelques règles de base :

- Chez le nourrisson, dès l'apparition d'une première dent, nettoyez-la avec une compresse imbibée d'eau enroulée autour de votre doigt. Pour plus de facilité, vous pouvez effectuer ce soin sur la table à langer.
- Dès 1 an, commencez le brossage sous forme de jeu, avec une brosse à dents souple adaptée à la taille de la mâchoire.
- N'endormez pas votre enfant avec un biberon et ne lui donnez pas de biberon pendant les réveils nocturnes pour le rendormir.
- Évitez les grignotages : votre enfant doit manger uniquement lors des repas ainsi qu'au goûter.

Et
MAINTENANT ?

Nous avons esquissé dans cet ouvrage les principes d'un mode d'alimentation dans lequel le sucre serait consommé de manière saine et avec modération, mais nous commettrions une erreur en diabolisant cet aliment. Rappelez-vous, c'est l'incrimination du gras dans la deuxième partie du XXe siècle qui nous a menés à de tels excès de sucre.

Aujourd'hui, la tentation de reproduire la même erreur est grande et les régimes d'exclusion ont la cote : le sans gluten, le sans féculents, le sans produits transformés. Abreuvées de recommandations et alarmées par divers scandales sanitaires, nos sociétés modernes ont développé un nouveau trouble alimentaire : l'orthorexie. Il s'agit de l'obsession du manger sain qui pousse à exclure certains aliments et à vivre dans un carcan diététique étouffant. Mais une autre voie est possible.

DE LA MESURE !

L'exclusion pure et simple des glucides, cette famille d'aliments qui demeure l'un des piliers de notre alimentation, n'aurait pas de sens : les glucides possèdent en effet de nombreux atouts pour notre organisme et constituent une formidable source d'énergie. Mais cela ne signifie pas qu'il ne faut pas changer nos habitudes. Un maître mot doit désormais dicter vos choix alimentaires : la mesure ! Ce livre a tenté de vous montrer le chemin pour rééquilibrer vos apports glucidiques en réduisant les sucres libres, et, pour cela, vous disposez d'alliés de taille ! Premièrement, profitez de la formidable richesse de la cuisine française pour diversifier vos apports de glucides. Variez les féculents, osez les légumineuses, pensez au miel par petites touches et aux alternatives au sucre blanc. Ensuite, cuisinez ! Le fait maison vous permettra de retrouver cette mesure qui manque tant aux produits transformés vendus en supermarché et de reprendre les

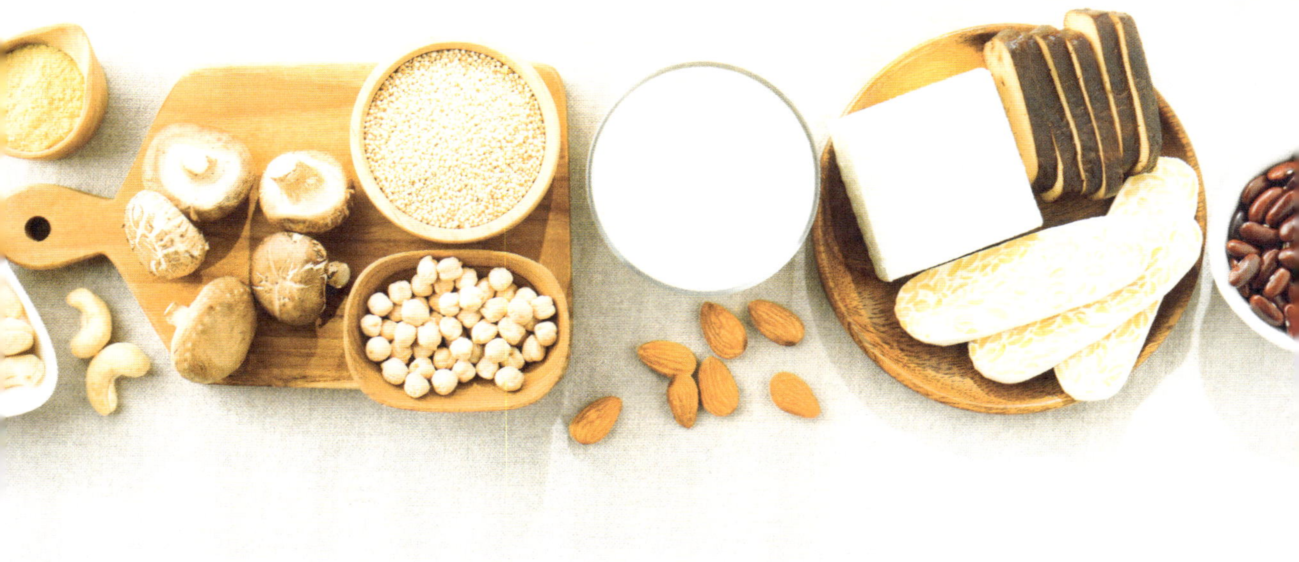

rênes de votre alimentation. Dans ce domaine, hélas, il n'est pas possible d'emprunter des raccourcis, alors fuyez ce prêt-à-manger, trop gras, trop salé et trop sucré. La mauvaise nouvelle, c'est qu'il va vous falloir un peu d'huile de coude pour opérer ces changements, puisque le fait maison requiert du temps et quelques efforts. Mais la bonne, c'est que vous êtes le principal moteur du changement, le principal remède ; en un mot, la solution, c'est vous !

AVANT DE VOUS QUITTER

Nous n'allions pas vous quitter sans un dernier conseil. C'est une chose d'avoir pris conscience du problème et de connaître les solutions existantes, mais c'en est une autre de les mettre en pratique. Comment parvenir à appliquer le programme de ce livre ? Nous croyons fortement à la méthode des petits pas : si vous cherchez à gravir une montagne en visualisant son sommet, le risque de découragement et d'abandon est grand, mais si vous vous concentrez seulement sur les quelques prochains petits pas à parcourir, vous pourriez entreprendre un long chemin, et, pourquoi pas, finir par déplacer des montagnes ! Vous trouverez, en pages suivantes, quelques clés pour mettre en œuvre votre programme, un pas après l'autre, en route vers une alimentation plus équilibrée et moins sucrée.
À vous de jouer !

LES PETITS **PAS**

Dans cette section, inscrivez les petits pas que vous souhaitez opérer, tout ce qui vous passe par la tête. Exemples : arrêter de sucrer mon café du matin, cuisiner une recette avec une légumineuse qui me fait envie, établir une liste de menus moins sucrés pour une semaine, etc.

....

....

....

....

....

....

....

....

....

....

....

3 JOURS,
3 SEMAINES, 3 MOIS

Pour vous donner un cap, ordonnez vos petits pas dans trois temporalités. Que dois-je avoir fait dans 3 jours, dans 3 semaines, dans 3 mois ? Se donner des échéances intermédiaires est utile pour baliser son parcours.

Dans 3 jours..

....

....

....

....

....

....

....

....

....

Dans 3 semaines

Dans 3 mois

VOS
PROGRÈS

Inscrivez dans cette section chacun de vos progrès réalisés.
Il est très important de valoriser le chemin parcouru
pour tenir sur la durée.

....

....

....

....

....

....

....

....

....

....

....

....

ET SI JE NE **FAIS RIEN ?**

Lorsque des difficultés se présentent, lorsqu'on doute, il est utile d'entrevoir les conséquences qu'il y aurait à ne pas changer ses habitudes. Que se passera-t-il dans 3 jours, dans 3 semaines, dans 3 mois ? Voici quelques exemples : si je mange des friandises régulièrement, je ressentirai des coups de fatigue récurrents en fin de journée ; dans 3 semaines, j'aurai pris 1 ou 2 kilos, et, à plus long terme, mon risque de développer du diabète en sera augmenté.

....

....

....

....

....

....

....

....

....

....

MISE EN GARDE Malgré tout le soin apporté à la rédaction de cet ouvrage, une erreur aura pu s'y glisser. l'autrice et les éditions larousse déclinent toute responsabilité concernant les propos présentés. ce livre ne saurait remplacer un médecin ni se substituer à un traitement médical. il appartient au lecteur de prendre ses responsabilités en matière de sécurité et de connaissances de sa condition physique. l'autrice et les éditions larousse ne sauraient être tenus pour responsables des conséquences qui découleraient de l'utilisation du présent ouvrage ni, bien sûr, en cas d'interprétation erronée.

Dans la même collection :

Allo Docteurs — En finir avec les troubles digestifs, de Claire Ricard et Marie Anton
Allo Docteurs — En finir avec les troubles du sommeil, de Cécile Guéry-Riquier

Direction de la publication : Isabelle Jeuge-Maynart et Ghislaine Stora
Direction éditoriale : Émilie Franc
Direction artistique : Géraldine Lamy-Mélissande Mestas
Édition : Laure Sérullaz
Lecture-correction : Sandrine Rosenberg
Conception graphique : Camille de Montmorillon
Mise en page : Emmanuel Chaspoul
Couverture : Frédéric Manlay
Fabrication : Donia Faiz

Crédits des illustrations :
© Shutterstock ; dessin p. 15 © Carole Fumat

ISBN 978-2-03-601829-7

Imprimé en Espagne par MACROLIBROS SL
Dépôt légal : mars 2022
329626/01 – 11048628 – février 2022